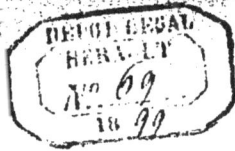

D' Louis REYNÈS

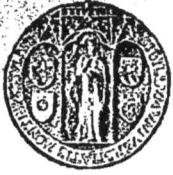

Action régressive

du Curettage

sur certains états fibromateux

de l'utérus.

MONTPELLIER
GUSTAVE FIRMIN ET MONTANE

DU CURETTAGE

SON ACTION RÉGRESSIVE

SUR

CERTAINS ÉTATS FIBROMATEUX DE L'UTÉRUS

PAR

Louis REYNÈS

DOCTEUR EN MÉDECINE

MONTPELLIER

IMPRIMERIE Gustave FIRMIN et MONTANE

Rue Ferdinand-Fabre et Quai du Verdanson

1899

A MON PÈRE

A MA MÈRE

A MA FAMILLE

A LA MÉMOIRE DE MON ONCLE COURTY
PROFESSEUR DE CLINIQUE CHIRURGICALE

A MES AMIS

L. REYNÈS.

A M. LE PROFESSEUR GRYNFELTT

PROFESSEUR DE CLINIQUE OBSTÉTRICALE ET GYNÉCOLOGIQUE

A M. LE PROFESSEUR GRASSET

PROFESSEUR DE CLINIQUE MÉDICALE
CHEVALIER DE LA LÉGION D'HONNEUR

A M. LE DOCTEUR GUIBAL

L. REYNÈS.

A M. LE PROFESSEUR VIALLETON

DOYEN DE LA FACULTÉ DE MÉDECINE
DE MONTPELLIER

A TOUS MES MAITRES DE LA FACULTÉ
ET DES HOPITAUX

L. REYNÈS.

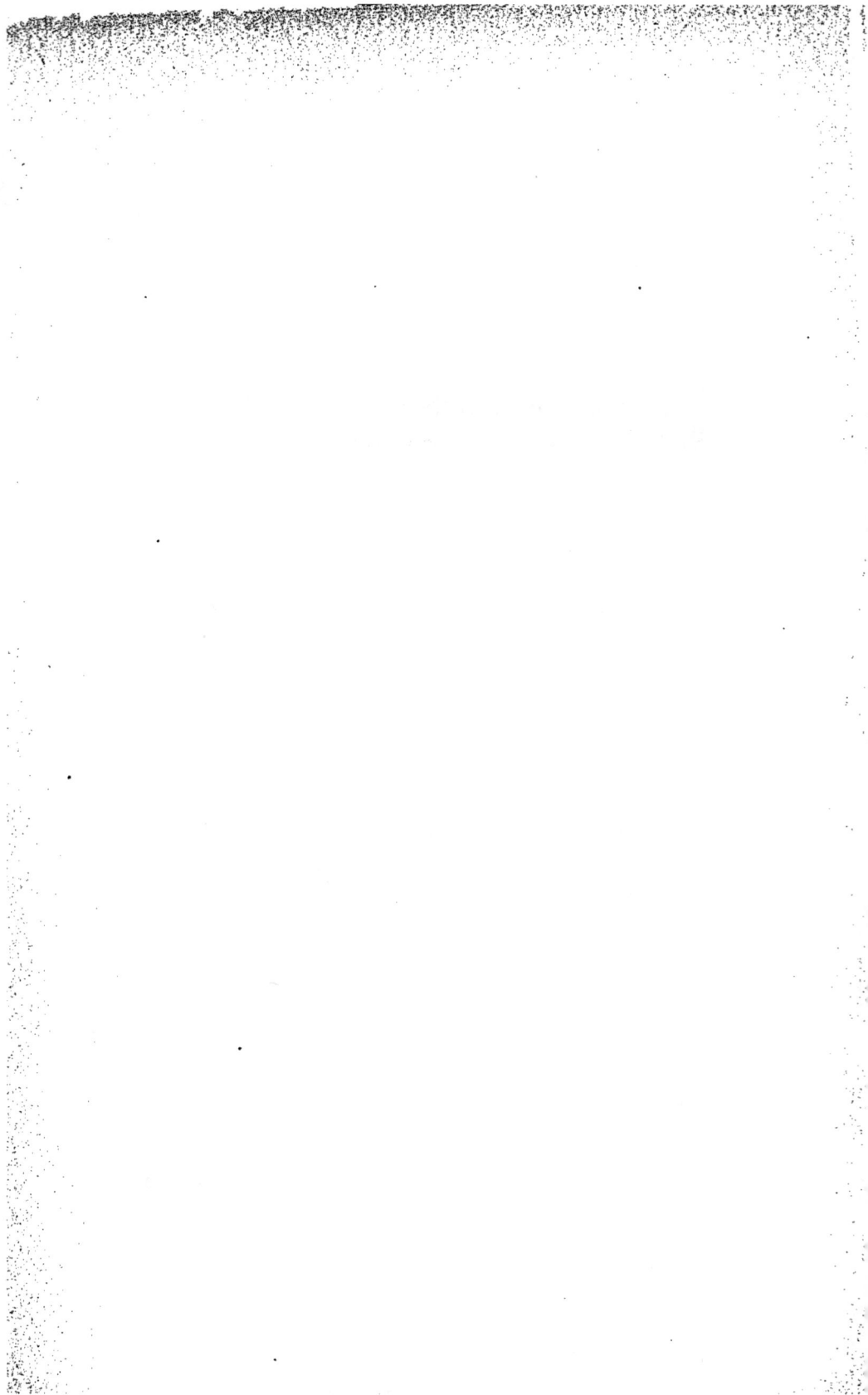

AVANT-PROPOS

Au moment d'accomplir son dernier acte de scolarité, à
ce tournant de sa vie, toujours grave, toujours solennel,
l'étudiant s'arrête un moment ; il regarde en arrière ; il
voit avec une émotion faite d'un peu de regrets et de beaucoup de reconnaissance les années, finies déjà, qu'il vient
de passer dans la vieille Faculté.

Nous faisons en ce moment, avec quelque mélancolie, ce
ce retour sur nous-même ; et dans cette revue rapide, nous
voyons grossir, à chaque heure, notre dette de gratitude
envers nos Maîtres. Nous voulons la consacrer aujour-
d'hui, mais nous n'avons pas la prétention ni la volonté de
nous en libérer par ces lignes ; cette dette est de celles
qu'on doit se rappeler toujours, qu'on ne peut jamais
acquitter.

Il nous faudrait inscrire ici les noms de tous nos Maîtres,
car il n'en est pas un, en vérité, à qui nous ne soyons rede-
vable d'un enseignement précieux, d'un conseil éclairé ou
d'un encouragement donné à propos ; nous les saluons
tous avec respect, en la personne de M. le professeur
Vialleton, leur éminent doyen.

Mais il en est certains pour lesquels il y aurait ingra-
titude de notre part à ne pas dire notre particulière reconnaissance. C'est d'abord M. le professeur Granel, qui a si

obligeamment guidé nos premiers pas ; MM. les profes-
seurs-agrégés Mourel et Lapeyre, deux maîtres bienveil-
lants que nous confondons depuis longtemps dans une res-
pectueuse amitié ; M. le professeur Estor, qui nous a
témoigné un spécial intérêt pendant le temps, trop court à
notre gré, où il a bien voulu nous accepter comme externe
bénévole ; puis M. le professeur Grasset, le maître éminent, affable et bon, qui a bien voulu reporter sur nous
une part de l'amitié dont il honore les nôtres. En même
temps qu'il nous émerveillait par la pénétration, la clair-
voyance, la sûreté de son diagnostic, il nous enseignait, par
son admirable exemple, la patience, la douceur, la com-
passion, la pitié au lit du malade ; M. le professeur-agrégé
Galavielle, qui nous a constamment assisté de ses conseils
si droits, si affectueux, écoutés comme ceux d'un frère aîné ;
M. le docteur Guibal, qui nous a fait maintes fois sentir un
peu de l'affection qu'il garde à la mémoire de notre oncle,
le professeur Courty ; qu'ils veuillent bien recevoir l'hommage public de notre respectueux attachement !

Et lorsque, près du terme de nos études, nous préparions
le modeste travail que nous présentons aujourd'hui, nous
avons encore trouvé le plus précieux appui auprès de
MM. les professeurs Forgue et Puech. Avec cette affabi-
lité dont tous les étudiants connaissent l'inépuisable étendue, ils ont bien voulu nous communiquer les fruits de leur
haute expérience ; ils nous ont donné, en outre, des observations dont l'importance n'échappera à personne. M. le
docteur Guérin, chef de clinique, nous permettra aussi de
le remercier bien affectueusement ; son inaltérable amitié
nous a soutenu, à tout instant, dans les difficultés que nous
avons quelquefois rencontrées au cours de nos études
obstétricales.

Enfin, notre reconnaissance la plus vive doit aller à celui

dont nous avons inscrit le nom, avec une émotion respec-
tueuse, en tête de cette modeste étude. C'est M. le professeur
Grynfeltt qui nous en a donné la première idée ; c'est lui
qui nous a guidé, pour ainsi dire, pas à pas, et qui nous a
fait l'honneur d'accepter la présidence d'une thèse, dont
tout le mérite, si elle en a quelqu'un, appartient à lui seul.
Nous ne saurions oublier jamais que, depuis plusieurs
années, il a bien voulu nous suivre avec une sollicitude toujours en éveil, nous soutenir et nous encourager de sa
paternelle bienveillance, se dérobant toujours, avec une
rondeur enjouée, aux remerciements qui débordaient parfois de notre cœur.

Nous saisissons avec empressement l'occasion qui se présente à nous de les lui exprimer ici, tout à notre aise, sans
qu'il lui soit possible de nous interrompre, et nous offrons
à notre vénéré Maître l'hommage bien sincère de l'affection reconnaissante que nous lui avons vouée à jamais.

INTRODUCTION

En approfondissant l'étude des résultats heureux qu'il avait obtenus par le curettage dans les cas de métrite parenchymateuse du post-partum ou du post-abortum, M. le professeur Grynfeltt a souvent observé ce fait, que l'action de la curette ne s'arrête pas à la muqueuse utérine. L'utérus gros, « engorgé » de certains auteurs, paraît, en effet, reprendre son involution interrompue, et, de l'endomètre, le bénéfice de l'opération s'étend au myomètre, devenu le siège d'un travail régressif manifeste.

Cette même régression s'observe souvent, le fait est depuis longtemps connu, dans des utérus incomplètement revenus sur eux-mêmes après qu'un second accouchement bien aseptique est venu détruire l'état pathologique créé par le premier.

Ne doit-on pas, pour l'un et l'autre cas, voir, dans les bons résultats obtenus, l'effet des changements de nutrition amenés dans l'organe par la chute de la muqueuse? Il est permis de le supposer.

Or, de ces gros utérus, dont nous venons de parler, au gigantisme utérin, et à cette forme néoplasique que Guyon n'a pas craint d'appeler « grossesse fibreuse », il n'y a qu'un pas.

C'est dans cette disposition d'esprit, que mon savant

Maître a été conduit à pratiquer l'abrasion systématique de la muqueuse pour certains cas de fibromatose généralisée.

Rapprochant le fait de celui qui se produit dans l'accouchement normal, il s'est demandé s'il n'y aurait pas une analogie à établir entre cette chute *normale, physiologique* de la caduque liée à la régression de l'utérus gravide, et la chute *artificielle, thérapeutique* de la muqueuse utérine par le curettage entraînant la régression de l'utérus fibromateux.

L'étude histologique du parenchyme de la néoplasie nous montre une parfaite analogie entre la fibromatose utérine et le parenchyme de l'utérus gravide dans les premiers mois de la grossesse; c'est une même augmentation de volume et de nombre dans les fibres musculaires, les vaisseaux, les éléments jeunes, le tissu conjonctif. On ne saurait donc avoir de la répugnance à supposer une *même régression* pour des éléments qui ont subi une *même hypertrophie.*

D'ailleurs, l'étude bien connue des modifications que subissent les fibromes pendant la grossesse et après l'accouchement nous fait voir que la fibromatose est influencée, comme le tissu utérin lui-même, par le phénomène de la gestation ; c'est d'abord une même hypertrophie, plus tard suivie d'une même involution, qui va jusqu'à la disparition complète des éléments néoplasiques.

Enfin, les quelques rares études histologiques qui ont été faites de la régression fibromateuse nous permettent de conclure avec Martin, de Berlin, qu'elle est absolument analogue à celle du parenchyme utérin puerpéral : même dégénérescence graisseuse, même prolifération de la tunique interne des vaisseaux, même oblitération de ces derniers.

On le voit donc, ce n'est pas un traitement seulement empirique et basé sur les bons effets qu'en a retirés M. le professeur Grynfellt que nous voulons proposer, mais plutôt un traitement rationnel, qui s'appuie sur l'*imitatio naturæ*, une thérapeutique normale, basée à la fois sur une observation attentive de la physiologie pathologique et sur une étude approfondie de l'état morbide qu'elle vise.

Nous n'avons qu'un désir, c'est que, prenant de l'autorité par le nom de celui qui l'a inspirée, cette très modeste étude arrive à la vulgarisation d'une méthode inoffensive, destinée, d'après nous, à arracher bien des malheureuses aux résultats souvent incertains d'opérations toujours très graves.

DU CURETTAGE

SON ACTION RÉGRESSIVE

SUR

CERTAINS ÉTATS FIBROMATEUX DE L'UTÉRUS

CHAPITRE PREMIER

DE LA FIBROMATOSE UTÉRINE. — SES DIVERSES FORMES. —
CLASSIFICATION EN VUE DU TRAITEMENT PAR LE CURETTAGE.

« De toutes les maladies organiques de la matrice,
nous dit Courty (1), de beaucoup les plus fréquentes,
sont certainement les tumeurs fibreuses », et s'il faut en
croire un travail de Bayle (2), qui, dès 1813, essayait
de dresser une statistique du nombre de femmes attein-
tes de corps fibreux, après trente-cinq ans, la proportion
ne serait pas inférieure à une pour cinq.

On comprendra facilement qu'une maladie aussi fré-

_____

(1) Courty. — _Traité pratique des maladies de l'utérus et de ses
annexes_, 3ᵉ édition, Paris 1879.
(2) Bayle. — _Mémoires et travaux divers. (Encyclopédie des
sciences médicales_, Paris 1891).

quente ait tout spécialement attiré l'attention des auteurs.
Aussi les travaux se sont-ils multipliés à l'infini, et il ne
s'écoule pas d'années sans que, de France, d'Allemagne,
d'Angleterre, d'Amérique, quelque publication ne vienne
apporter un éclaircissement nouveau, mettre en lumière un
point de la question resté ignoré ou redresser une erreur
jusqu'alors commise.

Cependant, malgré le nombre de ces mémoires, malgré
l'éminence des hommes qui les ont fait paraître, l'étude
de la fibromatose est loin d'être achevée ; bien des points
restent encore obscurs ou complètement ignorés, bien
des solutions sont encore à trouver.

Mais, parmi les différents chapitres qui ont pour objet
l'étude des tumeurs fibreuses, s'il en est un plus spécialement connu, et qui semble, par l'autorité des savants qui
en ont tracé les grandes lignes, devoir rester acquis à la
science, c'est certainement le chapitre qui traite de l'anatomie pathologique des corps fibreux.

L'accord semble s'être à peu près définitivement établi
sur la nature et la composition histologique des fibromes ;
suivant la prédominance de tel ou tel élément, suivant sa
texture, son siège, sa structure, chaque cas particulier
prend place dans tel ou tel groupe.

Aussi n'avons-nous pas la prétention de vouloir rien
changer aux classifications des auteurs ; et, si nous avons
pris pour titre de ce chapitre premier « de la fibromatose
utérine », c'est parce que précisément nous voulons confondre sous un même titre, en vue du traitement que nous
préconisons, des manifestations diverses de la fibromatose, qu'un autre point de vue aurait fait entrer logiquement dans des divisions différentes.

Il y a loin, en effet, de ce développement exagéré de
l'utérus que Polaillon a qualifié de l'épithète peut-être un

peu vague de « Gigantisme utérin » au fibrome sous-
séreux unique et bien caractérisé ; et cependant, si ce
dernier a conservé des connexions assez larges, s'il est
assez intimement uni au parenchyme utérin, nous devrons,
à notre point de vue, reconnaître entre ces deux cas une
intense, une profonde analogie, puisque, nous le verrons,
le curettage peut avoir sur l'un et l'autre une action puis-
sante.

Quelles sont donc les diverses formes de fibromatose
auxquelles s'adressera notre méthode thérapeutique ?

Il est d'abord un état de l'utérus que Courty (1) avait,
un des premiers, constaté et qu'il a, le premier, bien
décrit sous le nom d'hypertrophie totale de la matrice.
« Les tendances fluxionnaires, plastiques, hypertrophiques, nous dit-il, caractérisent la plupart des maladies
utérines, et lorsqu'elles se localisent sur le tissu propre,
sur la totalité des éléments, elles donnent naissance à
l'hypertrophie proprement dite ».

Dans cette hypertrophie générale, l'utérus se présente
sous son aspect ordinaire, il a conservé ses proportions
relatives, il est seulement plus volumineux qu'à l'état
normal : « On dirait, d'après Courty (2), la matrice d'une
femme de dimensions colossales ». Plus tard, Polaillon,
amené à la même comparaison, condensera cette idée, en
étudiant l'hypertrophie, sous le nom de « gigantisme
utérin ».

Il n'est pas dans notre sujet d'entrer dans les discus-
sions auxquelles l'hypertrophie totale a donné lieu, au
point de vue de son mode de formation ; peu nous importe

---

(1) Courty. — *Loc. cit.*, page 703.
(2) *Id., ibid.*, page 702.

2

qu'elle puisse être primitive avec Kiwisch (1), ou secondaire avec Scanzoni (2). Nous n'avons pas non plus à suivre, dans ses détails, la classification que Labbé (3) a donnée, dans son excellente thèse, des diverses formes de cet état pathologique ; nous lui emprunterons seulement les descriptions qu'il en donne.

Macroscopiquement, l'utérus hypertrophié n'a subi, comme nous l'indiquions plus haut, aucune modification dans sa forme générale, il a exactement l'aspect d'un utérus gravide, sans la moindre bosselure.

La cavité utérine n'est déviée dans aucun sens, elle est seulement dilatée dans son ensemble, et allongée dans sa profondeur.

A l'œil nu, on constate sur les coupes qu'il existe des fibres allant dans toutes les directions, mais qui, à l'extérieur, sont longitudinales. Sur la surface de section, on voit de nombreuses veines.

A l'examen microscopique, il n'y a pas de différences de structure avec un utérus normal, sauf qu'il existe une hyperplasie très marquée du tissu musculaire et du tissu conjonctif. Les faisceaux de ce dernier parcourent les coupes en divers sens et semblent être disséminés, sans aucune règle, dans toute l'épaisseur de la paroi. Les fibres musculaires, très abondantes, sont groupées en faisceaux, et paraissent, sur les préparations, coupées transversalement, longitudinalement ou obliquement, sans affecter non plus un groupement méthodique.

---

(1) Kiwisch. — *Beitrage zur Gerburtskünde*, 1846-1848.

(2) Scanzoni. — *Traité pratique des maladies des organes sexuels de la femme*, trad. de l'allem. et annoté par les docteurs H. Dor et Socin, 1858.

(3) Labbé. — *De l'hypertrophie totale de l'utérus. (Arch. gén. de méd.*, 1885, t. XV).

Les vaisseaux sont assez nombreux: les uns sont normaux, les autres ont des parois très épaisses et leur lumière est rétrécie. L'épaississement de ces vaisseaux est dû à une augmentation du tissu conjonctif de leurs parois. *La muqueuse de l'utérus, au niveau du corps, est plus épaisse qu'à l'état normal.*

Voilà sous quel aspect l'hypertrophie totale se présente à nous lorsque l'hyperplasie a porté sur le tissu propre de l'utérus. Quelquefois les vaisseaux seront mis plus directement en cause, et la tumeur deviendra, en quelque sorte, une tumeur érectile au moment des menstruations ; on la verra augmenter un peu de volume au moment des règles.

D'autres fois, enfin, le tissu conjonctif prendra le dessus et la tumeur deviendra plus résistante, plus dure.

Certains auteurs veulent que deux conditions surtout soient favorables au développement de l'hypertrophie totale: d'une part, la congestion; d'autre part, l'arrêt d'involution.

La congestion, qui, en se répétant ou se prolongeant, amène dans l'organe les changements inévitables que produit l'hyperhémie, l'hypernutrition, constituera l'hypertrophie active de Courty (1).

C'est ce premier groupe d'hypernutrition engendrant l'infiltration myomateuse de l'organe qu'on peut appeler la fibromatose généralisée idiopathique.

L'arrêt d'involution, qui laisse l'organe hypertrophié plutôt qu'il n'amène l'hypertrophie, sera, pour le même auteur, l'hypertrophie passive.

Or, qu'elle soit active ou passive, cette hyperplasie du

_____

(1) Courty. — *Loc. cit.*, p. 701.

parenchyme utérin est ramenée par Virchow (1), à la myo-
matose utérine : « Les fibroïdes de l'utérus ne sont que
des hyperplasies partielles, et ce que l'on appelle habituellement hypertrophie de l'utérus est l'hyperplasie uni-
verselle, comprenant tout l'organe ».

Le gigantisme utérin n'est donc bien réellement qu'une
fibromatose généralisée, et les diverses formes anatomo-
pathologiques qu'il revêt sont toutes susceptibles d'être
assimilées aux fibro-myômes.

Virchow poursuit, en effet : « La paroi de l'utérus
hypertrophié présente la même conformation, tantôt
molle, tantôt dure ; elle offre toutes les variétés observées
dans les myômes. *Les myômes mous ont leur analogie
dans l'accroissement physiologique de l'organe pendant la
grossesse*, et, un certain temps après les couches, on y voit
prédominer les faisceaux musculaires et les vaisseaux,
tandis que le tissu connectif est relativement rare et
lâche.

« *Les myômes durs répondent davantage aux formes
chroniques et indurées de l'hyperplasie morbide, telle
qu'elle succède assez souvent à l'augmentation de volume
puerpéral*. Cette affection se rencontre aussi assez souvent
chez les jeunes filles. Ici, le tissu interstitiel est abondant
et la texture quelquefois tout à fait tendineuse ; les vaisseaux sont rares et étroits, les fibres musculaires moins
abondantes et très solidement réunies par le tissu conjonctif. La coupe de la paroi présente alors ce même feu-
trage fibreux à couches longitudinales, transversales et
alternatives, si caractéristiques pour les fibro-myômes ».

L'analogie est donc complète entre ces divers états

---

(1) Virchow.— *Pathologie des tumeurs*, traduite par Paul Arons-
sohn. t. I-III. 867.

hypertrophiques et la fibromatose, ou, pour mieux dire, les premiers ne sont que la manifestation des formes prises par la seconde; et nous voyons, maintenant, pourquoi Guyon (1) nous parle de « grossesse fibreuse », pourquoi Auvard « d'utérus gravide à vide », tâchant de synthétiser l'un et l'autre, sous une expression imagée, un ensemble de caractères si voisins qu'ils se confondent.

Voilà donc une première forme de fibromatose; elle comprend deux groupes d'utérus qui ont subi un développement pathologique régulier, et, en s'hypertrophiant, n'ont pas varié dans leurs formes générales. Les uns, à cause de la prédominance de l'élément fibreux, sont *durs* (fibromateux), les autres, par suite de la production exagérée des faisceaux musculaires, par suite aussi de l'augmentation du nombre et du volume des vaisseaux sont *mous* (myômateux ou télangiectasiques).

Mais il faut reconnaître qu'une dégénérescence fibreuse bien régulière intéressant à la fois toutes les parois utérines, une infiltration myômateuse s'adressant sans prédilection à tous les éléments de l'organe, sont choses rares.

Labbé (2), qui s'est tout spécialement occupé de l'hypertrophie totale, n'est arrivé à en réunir que onze observations.

Plus souvent, en effet, les tendances hypertrophiques, bien qu'ayant un retentissement sur l'utérus tout entier, se localisent de préférence sur telle ou telle région, où elles donnent naissance à un ou plusieurs noyaux fibromateux.

---

(1) Guyon. — *Des tumeurs fibreuses de l'utérus*, Paris. 1860.
(2) Labbé. — *Loc. cit.*

Quelquefois ces noyaux sont tellement nombreux que l'utérus en est, en quelque sorte, complètement bourré. C'est là une seconde forme de fibromatose généralisée.

Dans ce groupe, comme dans celui que nous venons d'étudier plus haut, on peut noter une augmentation quelquefois considérable de l'organe dans son ensemble ; mais au lieu de l'aspect uni qu'offre la surface de la matrice dans l'hypertrophie totale, on voit une série de petites bosselures, parfois très rapprochées, comme si la paroi était soulevée par un grand nombre de noyaux. C'est à cette forme qu'on a donné le nom, à la fois pittoresque et judicieux, d'*utérus en sac de noix.*

La cavité utérine est encore augmentée de volume, mais elle est aussi le plus souvent rendue irrégulière et sinueuse par la saillie des petits fibromes qui viennent soulever la muqueuse.

Au point de vue histologique, on peut avoir affaire à des noyaux durs ou mous ; mais, dans cette forme, c'est la prédominance de l'élément fibreux que l'on constate en général.

Les fibres, au lieu d'être disséminées dans tous les sens, sans aucun ordre, sont groupées en îlots séparés par des intervalles de tissu sain. Elles affectent la forme de petits tourbillons, comme si elles étaient enroulées autour d'axes fictifs multiples.

Nous devons, au point de vue du traitement qui nous occupe, rapprocher cette deuxième forme de la précédente, car il est facile de comprendre, qu'enveloppés de toute part, noyés en quelque sorte dans le parenchyme utérin, tous ces petits foyers de fibromatose puissent être influencés par les changements de nutrition que l'emploi de la curette amène dans l'organe.

Ce sont les diverses formes anatomo-pathologiques que nous venons de passer en revue dans la première partie de ce chapitre, qui constituent surtout, à notre avis, les cas les plus importants de notre classification, du moins pour ce qui est du résultat à obtenir, mais ce ne sont certainement pas les cas les plus nombreux.

Une troisième catégorie nous est fournie par les fibromes proprement dits ; nous allons voir que parmi ces derniers tous ne nous intéressent pas au même degré.

Tandis que dans la fibromatose généralisée, l'union des éléments morbides et du tissu sain est complète, intime, l'enchevêtrement et l'intrication des fibres normales et pathologiques absolus, dans les fibromes les tendances hypertrophiques se manifestent sur tel ou tel point de la paroi utérine, le néoplasme se localise sur une portion limitée de l'organe.

Mais cette localisation peut être plus ou moins étendue, l'infiltration plus ou moins diffuse, la ligne de démarcation plus ou moins nette, et voilà comment nous sommes amenés à faire rentrer dans des groupes d'importance bien différente les fibromes proprement dits.

Souvent, en effet, en étudiant à l'autopsie, des utérus atteints de fibro-myômes, ou même en examinant avec une très grande attention les pièces provenant des hystérectomies totales qu'ils avaient été amenés à pratiquer, les chirurgiens ont noté ce fait que dans bien des cas la délimitation de la tumeur était impossible à établir nettement. Les éléments néoplasiques se mêlent aux fibres du tissu sain sans aucune ligne de démarcation apparente et l'on est dans l'impossibilité de se prononcer sur le fait de savoir où commencent les uns, où finissent les autres.

C'est là un premier groupe bien voisin, il faut en convenir, de certains cas que nous avons envisagés plus haut dans la fibromatose généralisée avec tendances à la localisation. Il en diffère cependant un peu en ce que, dans cette dernière, l'utérus ne comprend pas, à proprement parler, de tissu sain, de portion étrangère au processus pathologique.

D'ailleurs, un grand observateur, Linné peut-être, nous a appris, depuis longtemps, que la nature ne procède pas par divisions nettement tranchées : *natura non facit saltus ;* aussi devons-nous voir le trait d'union, la transition presque insensible dans ces premiers cas de fibromes. Parmi eux, les uns ayant déjà atteint un certain volume arriveront à faire une légère saillie dans la cavité abdominale en repoussant la séreuse ; d'autres, en refoulant devant eux la muqueuse intra-utérine viendront déformer la cavité du corps, tous auront conservé des anastomoses vasculaires étendues, de larges connexions avec le tissu utérin.

Dans le second groupe, déjà bien moins intéressant pour nous, ces anastomoses et ces connexions disparaissent, ou du moins se restreignent beaucoup, le fibrome s'isole davantage. Une zone de tissu cellulaire lâche sépare les éléments anormaux du tissu sain en s'élevant entre eux comme une barrière. Cette barrière prend une importance de plus en plus considérable, et le fibrome qui s'est creusé un « lit », le fibrome encapsulé des auteurs vit en étranger dans sa cellule, nourri par des anastomoses de plus en plus limitées, participant de moins en moins aux phénomènes de nutrition de l'organe.

Enfin le troisième groupe nous est à peu près complètement étranger et n'offre plus à notre point de vue d'intérêt véritable.

Ici le fibrome pédiculé est plutôt un voisin qu'un hôte. Perdu dans la cavité abdominale, rattaché seulement à l'utérus par un cordon parfois très grêle, il reçoit sa nourriture à part par de fines artères, qui cheminent dans le pédicule, tandis que d'autres, souvent beaucoup plus volumineuses, lui arrivent de l'extérieur, empruntant à des vaisseaux étrangers, à l'utérus une nourriture bien plus abondante.

Nous devons en terminant ce premier chapitre, retenir ce que l'étude histologique nous enseigne sur le lieu d'origine des fibromes pour en tirer une importante conclusion.

Les histologistes nous apprennent, en effet, que tout fibrome naît dans l'épaisseur même des parois utérines ; ils sont interstitiels (Simpson) (1), ou intra-musculaires (Virchow) (2), et ce n'est qu'à la longue, comme le fait remarquer Vidal Solares (3), qu'ils se pédiculisent, entraînant devant eux la portion d'utérus qui les recouvre.

Il y a donc toujours dans la vie du fibrome une période où il rentre dans les groupes qui nous intéressent, c'est le moment où il ne s'est pas encore affranchi de la tutelle de l'utérus, où il ne s'est pas encore créé, par sa capsule ou son pédicule, une vie à part.

De là découle, pour nous, l'importance capitale que nous croyons devoir attacher au diagnostic précoce des fibromyômes ; diagnostic précoce qui, par malheur, trop souvent, ne pourra être fait, soit que l'hystérométrie et les autres moyens d'investigation n'aient pas permis au

---

(1) Simpson. — *Clinique obstétricale et gynécologique*, trad. par Chantreuil, Paris, 1874.

(2) Virchow.— *Loc. cit.*

(3) Vidal Solares.— *Contribution à l'étude des tumeurs fibreuses de l'utérus au point de vue traitement et diagnostic*. Th. de Paris, 1879.

clinicien de l'établir, soit surtout que les malades aient trop tardé à aller trouver leur médecin.

Pour nous résumer, nous dirons que, par ordre d'importance, au point de vue des résultats à espérer, notre classification comprend deux groupes :

I. La fibromatose généralisée ;

II. Les fibromes proprement dits.

Le premier de ces deux groupes, la fibromatose généralisée, a plusieurs subdivisions :

1° L'hypertrophie totale, active ou passive, caractérisée par une infiltration fibro-myômateuse régulière de tout l'organe ;

2° L'hypertrophie totale localisée, c'est-à-dire avec tendances à la localisation ; ici, le processus néoplasique, bien que portant à la fois sur l'utérus tout entier, semble concentrer ses forces sur tel ou tel point où la poussée sera plus active, le développement plus rapide ;

3° L'utérus porteur de noyaux multiples ou utérus en sac de noix.

Le second groupe, des fibromes proprements dits, comprend trois subdivisions dont la première seule nous intéresse réellement :

1° Le fibrome *sessile*, largement anastomosé avec le tissu utérin et faisant corps avec lui, c'est le plus important ;

2° Le fibrome *encapsulé*, contre lequel, déjà, notre action sera bien plus limitée ;

3° Le fibrome *pédiculé*, sur lequel nous n'aurons qu'exceptionnellement prise.

CHAPITRE II

1° *Régression normale.*

On a synthétisé sous la dénomination de régression ou d'involution puerpérale l'ensemble des phénomènes physiologiques, qui, prenant l'utérus hypertrophié par la grossesse, soit au moment de l'accouchement, soit à celui de l'avortement, le ramènent par une série de transformations successives à ses dimensions normales. Pour bien saisir l'importance de ces transformations, pour suivre les étapes par lesquelles elles font passer l'utérus du post-partum ou du post-abortum en lui rendant peu à peu ses dimensions primitives, sa texture première, il est nécessaire de bien se rappeler le point de départ, l'utérus gravide ; le point d'arrivée, l'utérus normal, étant connu.

Aussi, avant d'aborder l'étude de la régression, jetterons-nous un rapide regard en arrière en étudiant les modifications que la grossesse apporte dans l'utérus, en indiquant les différences de volume, de texture et poids, qui existent entre l'organe en état de gestation ou en état de vacuité, entre l'utérus vierge et l'utérus à terme.

Au moment où il va expulser le produit de conception, l'organe gestateur s'offre à nous considérablement augmenté de volume et de poids. La grossesse, par des modifications successives, l'a amené à un état hypertrophique auquel aucune de ses enveloppes, aucun de ses éléments, ne sont restés étrangers.

C'est grâce à cette hypertrophie, accompagnée, il est vrai, par la distension des parois, que l'utérus à terme arrive à posséder un volume 24 fois plus considérable que son volume normal; une capacité qui, de trois à cinq centimètres cubes (Simpson), passe à 4 et 5 litres (Tarnier et Chantreuil); un poids qui, de 42 chez les nullipares ou de 55 grammes chez les multipares, arrive, après l'accouchement et la délivrance, à 800 (Depaul), 1000 (Naegele) ou même 1500 grammes (Tarnier). Pour ce qui est du poids, il est évident que l'hypertrophie seule entre en ligne.

Mais ce qui doit nous intéresser surtout, ce sont les modifications anatomiques du parenchyme utérin, grâce auxquelles s'accusent les différences que nous venons de rapporter et qui n'en sont que la traduction.

Du côté du muscle utérin, l'augmentation de volume tient à deux causes : d'une part, l'accroissement de volume des fibres cellules préexistantes, d'autre part la néoformation d'éléments musculaires.

L'accroissement de volume (seule cause admise par le professeur Robin) (1) est tel que les fibres cellules deviennent, pour Koelliker (2) sept à onze fois plus longues et deux à sept fois plus larges ; voici, d'ailleurs, les résultats obtenus par ce dernier auteur : pour les fibres d'un utérus vide, $0^{mm}005$ de largeur et de $0^{mm}05$ à $0^{mm}07$ de longueur ; pour les fibres d'un utérus gravide parvenu à

---

(1) Robin. — *Anatomie microscopique des tissus*, Paris, 1869.
(2) Koelliker. — *Éléments d'histologie humaine*, trad. de Béclard et Sée, 1856.

la fin de la grossesse, de $0^{mm}009$ à $0^{mm}011$ de largeur et de $0^{mm}20$ à $0^{mm}52$ de longueur.

Mais, s'il est hors de doute que les fibres cellules s'hypertrophient, il est, à l'heure actuelle, très généralement admis aussi qu'elles se multiplient en même temps. Les auteurs ne sont pas d'accord pour assigner les limites à ce travail de néo-formation. Pour Sappey (1), l'hypergenèse se continuerait durant tout le temps de la grossesse, pour Koelliker, elle s'arrêterait au sixième mois.

D'après ce dernier auteur, le tissu conjonctif lui-même est le siège d'une hyperplasie considérable, grâce à laquelle il présente par places dans l'utérus à terme des fibrilles parfaitement distinctes.

Du côté des vaisseaux, on assiste à une prolifération parallèle ; l'accroissement porte à la fois sur le volume et sur le nombre, et le muscle utérin, la couche musculaire moyenne en particulier, est, selon l'expression de Ribemont (2), comme criblée de vaisseaux artériels et de vaisseaux veineux ou sinus utérins.

La muqueuse, qui, dans l'utérus à l'état de vacuité, mesure suivant les portions qu'on examine et les âges, de 3 à 5 millimètres d'épaisseur, se congestionne rapidement et s'hypertrophie au point d'atteindre, d'après Robin (3), 10 millimètres dès après la fécondation. La prolifération continue, la muqueuse turgescente (Léopold) (4) bourgeonne et donne naissance à la caduque ovulaire (*decidua reflexa* des anciens) et à la muqueuse inter-utéro-placentaire ; elle-même s'épaissit : muqueuse pariétale, elle de-

---

(1) Sappey. — *Traité d'anatomie descriptive*, 1853.

(2) Ribemont-Dessaignes. — *Précis d'obst.*, p. 137.

(3) Robin. — *Loc. cit.*

(4) Léopold. — *Arch. für gynæcol.*, 1880. (Cette théorie est française. Elle a été émise par Coste et reprise par Courty).

vient la caduque utérine proprement dite (*decidua vera*), Aron (1).

Peu à peu au cours de la grossesse, les cellules épithéliales disparaissent, la caduque réfléchie et la caduque vraie se soudent l'une à l'autre et, d'après Ruge et Koelliker (2), la fusion serait complète dès le cinquième mois.

Au moment de l'accouchement, les muqueuses fusionnées tombent et sont entraînées avec l'arrière-faix ; pour certains auteurs, la chute serait incomplète et Robin, en particulier, nous dit qu'une grande partie de la muqueuse *(pariétale)* reste adhérente à la paroi utérine.

Mais si, d'après cet auteur même, on approfondit l'étude histologique de cette portion restée adhérente, on voit qu'en réalité, elle a, dans sa plus grande étendue, bien peu d'importance.

C'est, en effet, une mince pellicule de 1 à 2 millimètres d'épaisseur, d'un gris rougeâtre très friable et très vasculaire, composée de débris de glandes et de tissu interglandulaire.

Les culs-de-sac des glandes sont seuls pourvus d'épithélium, et nous verrons plus loin avec Léopold (3), que c'est grâce à cet épithélium que la muqueuse utérine se reconstituera ; cette constatation sera pour nous de la plus haute importance.

Pour ce qui est du tissu interglandulaire, formé de cellules rondes et de cellules fusiformes, il ne reste dans l'utérus que comme corps étranger, il adhère à la paroi interne comme l'autre portion de muqueuse (la caduque) adhère au chorion. Dès après l'accouchement, ce tissu

---

(1) Aron. — Thèse de Paris, 1885.

(2) Koelliker. — *Loc. cit.*

(3) Léopold. — *Loc. cit.*

interglandulaire subit la dégénérescence graisseuse, il est emporté par le orrent circulatoire ou entraîné dans les lochies (Wertheimer).

L'on peut donc dire qu'à l'exception des culs-de-sac des glandes, la muqueuse utérine est entraînée à la suite des enveloppes de l'œuf dans la délivrance. C'est cette chute de la muqueuse qui est le point de départ du travail de l'involution.

Nous devons étudier les divers phénomènes auxquels sa disparition va donner naissance. Parmi eux, les uns sont apparents et frappent le clinicien : ce sont les phénomènes macroscopiques, que nous envisagerons d'abord.

Les autres ont besoin d'être recherchés à l'aide du microscope : c'est l'histologie qui, en examinant les préparations nécropsiques, nous les révèlera.

Les premiers phénomènes macroscopiques, qui marquent le début de l'involution utérine, ne présentent pour nous qu'un fort médiocre intérêt ; aussi ne les rappellerons-nous que pour mémoire et sans y insister.

Le début est très brusque ; grâce à sa rétractilité et à sa contractilité, l'utérus après l'accouchement, exonéré du produit de conception, revient sur lui-même. Il prend une forme globuleuse qu'il gardera pendant presque toute la durée de son involution. Sa consistance est ferme, son poids de 1,000 à 1,200 grammes.

Puis, plus lentement la régression vraie commence ; au bout de 48 heures, le poids est tombé à 750 grammes environ ; au bout d'une semaine à 500 grammes ; au bout de deux, à 200 ; ce n'est guère, d'après Ribemont, qu'au bout de 5 à 6 semaines que l'utérus a retrouvé à peu près son poids normal de 40 à 60 grammes.

Les modifications de volume marchent parallèlement à celles du poids. La diminution de hauteur du fond de l'utérus par rapport au pubis serait, d'après Autefage, de un centimètre par jour pendant les douze premiers jours. L'hystérométrie, méthode bien plus dangereuse, mais aussi beaucoup plus précise, a fourni à Sainclair et à Charpentier des résultats à peu près analogues ; l'utérus, au dix septième jour, ne mesurerait plus que 9 centimètres au lieu de 6 qu'il mesure à l'état normal.

Tels sont les renseignements que fournit l'examen macroscopique, ceux que recueille chaque jour le clinicien dans la pratique en suivant par le simple palper abdominal le retrait de l'utérus.

L'étude histologique de la régression utérine a été faite par des hommes éminents ; mais ici les phénomènes sont plus difficiles à observer, l'interprétation des faits est moins simple, et c'est ce qui nous explique les divergences d'opinions, la diversité des conclusions des auteurs. Deux processus régressifs se partagent les suffrages ; les voix les plus autorisées les considèrent comme combinés dans l'involution de l'utérus puerpéral. Ce sont, d'une part : l'atrophie ; d'autre part, la dégénérescence graisseuse. Nous étudierons leurs effets sur les fibres musculaires, les vaisseaux, les portions de muqueuse encore adhérentes.

Retzius, le premier, a admis la dégénérescence graisseuse des éléments anatomiques. Plus tard, Koelliker et Helsch sont venus confirmer l'opinion de cet auteur. Mais entre ces deux derniers, il existe déjà une différence d'interprétation. Pour Koelliker, des granulations graisseuses se déposeraient dans les fibres musculaires, ces granulations seraient peu à peu emportées par le torrent circulatoire et, dès la troisième ou la quatrième semaine, les éléments musculaires auraient repris la longueur et les dimensions qu'ils présentaient dans l'utérus vierge

« peut être cependant quelques fibres cellules sont-elles complètement résorbées... (Koelliker ». Pour Helsch, au contraire, la dégénérescence graisseuse aurait un effet beaucoup plus radical ; elle ne laisserait plus à l'utérus une seule des fibres qui formaient cet organe avant l'accouchement ; tous les éléments anciens disparaîtraient et le muscle utérin se reconstituerait en entier à l'aide des éléments embryonnaires nouveaux. Cependant que les anciennes fibres se désagrègent et sont résorbées, la substance nouvelle, d'après cet auteur, se développe en une multitude de points, et vers la fin du deuxième mois la rénovation serait complète.

Laquelle de ces théories est la vraie ? peu nous importe ; nous retiendrons seulement le fait sur lequel l'accord est établi, à savoir qu'une partie des fibres subit la dégénérescence graisseuse et disparaît, que chez d'autres, la dégénérescence ne va pas aussi loin, qu'elle s'arrête à l'atrophie, dont elle est d'ailleurs un des modes les plus ordinaires.

Du côté des vaisseaux, on assiste d'abord à une constriction par les fibres musculaires, qui jouent le rôle de véritables ligatures. Bientôt, quoiqu'à des intervalles différents, des thromboses apparaissent dans toutes les veines (Williams). Ces thrombus oblitèrent les vaisseaux, les plus récents s'organisent, la lumière est bientôt remplie par de petites cellules fusiformes provenant de la prolifération de la couche endothéliale épaissie. La tunique musculaire est résorbée par le processus de dégénérescence.

Les thrombus, vascularisés par des capillaires de néo-formation, se transforment en tissu conjonctif, et bientôt quelques cristaux d'hématoïdine sont, avec quel ques débris pigmentaires, les seuls vestiges des anciens vaisseaux (Balin) (1).

Enfin, nous avons vu que la muqueuse utérine était, sinon en totalité, du moins pour la plus grande partie, entraînée avec les enveloppes de l'œuf.

Des portions qui restent encore adhérentes à la paroi interne, une partie va être entraînée, nous le savons, dans l'écoulement lochial des suites de couches ; l'autre servira à reconstituer la jeune muqueuse utérine. C'est cette dernière qui présente pour nous le plus haut intérêt.

Au début de l'involution, les culs-de-sac des glandes sont fortement étalés à la surface de la paroi interne encore distendue, mais à mesure que l'utérus se rétracte, ces lambeaux de muqueuse se tassent, les éléments se rapprochent. Grâce à cette rétraction, les culs-de-sac méritent à nouveau leur nom en se creusant et s'allongeant dans le sens de la profondeur du parenchyme. Peu à peu, comme l'a vu Léopold (2), les éléments épithéliaux, d'abord cubiques, puis cylindriques, prolifèrent et gagnent dans la direction de la cavité utérine, qu'ils atteignent vers la troisième semaine, et à laquelle ils auront formé un revêtement complet au bout de la cinquième.

Or ces débris épithéliaux, ces culs-de-sac des glandes, que respecte l'accouchement, sont justement les analogues de ceux que laisseraient un curettage consciencieux, une abrasion bien complète de la muqueuse utérine. Pour si profonde que soit, en effet, l'action de la curette,

(1) Balin. — *De l'altération des vaisseaux après l'accouchement. Arch. für gynæk.*

(2) Léopold. — *Loc. cit.*

elle ne va pas jusqu'à enlever les culs-de-sac des glandes situées dans la profondeur des parois musculaires, et c'est aussi dans le curettage, grâce à ces débris qui lui échappent, que la muqueuse se reconstitue.

2° *Fibrome et grossesse*

Nous venons d'étudier l'ensemble des phénomènes régressifs qu'entraîne dans l'utérus puerpéral la chute de la muqueuse utérine après l'accouchement.

Nous devons maintenant rapprocher ces phénomènes de ceux que l'on observe quand la grossesse est compliquée par un fibrome.

Dès longtemps, les accoucheurs, préoccupés par la présence des fibromes, ont étudié la façon dont ces derniers sont influencés par la grossesse, en cherchant, et pour savoir aussi comment, en renversant la proposition, la grossesse est influencée par les fibromes.

Ici, nous entrons dans le domaine de la pathologie, c'est dire qu'il n'y a plus de règles absolues; l'on sait, en effet, que les maladies varient suivant les cas, d'un sujet à un autre, et l'on a pu dire : « il n'y a pas de maladies, il n'y a que des malades. » Aussi n'avancerons-nous rien que ce qui est, à l'heure actuelle, très généralement admis.

Un premier fait aujourd'hui hors de doute, malgré l'opinion de Louis, est la possibilité de la fécondation malgré la présence des fibromes utérins. Si quelques-uns d'entre eux sont une cause de stérilité, on ne compte plus les cas où, malgré leur présence, on a vu des femmes devenir enceintes.

Sur le fait de savoir comment les fibromes sont influencés par la grossesse, l'accord est moins parfait.

On s'accorde, en général, à reconnaître que les fibromes participent presque toujours à l'hypernutrition, dont l'utérus gravide est le siège, mais certains auteurs voudraient, au contraire, que l'influence de la grossesse ne se fasse pas ou presque pas sentir.

Comment expliquer ces divergences d'opinions ?

Elles tiennent, d'après nous, à ce fait que l'on a eu le tort d'envisager les effets en bloc, sans songer à diviser les cas. Il est certain que l'augmentation de volume, de poids, les modifications diverses imprimées par la grossesse aux fibromes seront plus ou moins intenses selon le siège et la nature de ces derniers. Devra-t-on s'attendre aux mêmes effets dans nos myômes interstitiels fondus dans l'épaisseur du parenchyme utérin et dans le fibrome sous-péritonéal rattaché à l'utérus par un mince pédicule ?

Aussi est-ce à des degrés divers que l'on voit se produire le développement, l'hypertrophie, qui, dans les tumeurs fibreuses, accompagnent toujours la grossesse.

La discussion est plus vive encore quand il faut s'entendre sur la régression concomitante de l'utérus et du fibrome après l'accouchement.

Nous devons, ici encore, faire les mêmes réserves que plus haut : selon la prédominance de tel ou tel élément constituant, fibreux ou musculaire, suivant le lieu d'implantation et les rapports du fibro-myôme avec l'utérus, la régression sera plus ou moins complète ; elle ira même assez souvent, nous allons le voir, jusqu'à la disparition absolue de la tumeur.

Nous trouvons à ce sujet des observations fort intéressantes dans la thèse de Vidal Solarès.

OBSERVATION PREMIÈRE
(Résumée)
Thèse de Vidal Solarès. Paris, 1879

Une jeune femme atteinte de corps fibreux consulte son médecin à l'occasion d'un mariage projeté. On l'assure de la possibilité pour elle de devenir enceinte, ce qui a lieu quelques mois après. Elle va trouver le professeur Depaul, parce que les règles, supprimées depuis deux mois, étaient tout à coup revenues avec un grand excès. Le lendemain elle avortait. L'utérus était enseveli sous une grappe de tumeurs fibreuses qui avaient pris un grand développement par l'effet de la grossesse. Quelques semaines après elles avaient de nouveau repris leur volume.

OBSERVATION II
(Résumée)
Vidal Solarès, *Loc. cit.*

Une autre cliente de Depaul porte une tumeur grosse comme une noix qui à chaque grossesse (elle en a eu deux) prend un développement considérable, et revient après l'accouchement à son volume primitif.

Une observation de Lorain est encore plus intéressante, parce qu'elle a été suivie d'autopsie.

OBSERVATION III
(Résumée)
Vidal Solarès. *Loc. cit.* (Lorain.)

Une femme multipare accouche à l'hôpital Lariboisière; l'enfant est vivant; le placenta expulsé. En explorant l'abdomen pour voir si l'utérus se rétractait bien, Loram sentit une volumineuse tumeur qui occupait le fond de l'organe. Il crut d'autant plus facilement à l'existence d'un second fœtus que, plus bas, une autre tumeur plus petite simulait un coude. Le toucher et l'auscultation rectifièrent le diagnostic. La femme, d'ailleurs, disait de ne point s'occuper de cette grosseur qu'elle avait toujours eue dans ses autres accouchements et qui disparaissait après ses couches.

Deux jours après, en effet, on ne sentait presque plus la petite tumeur, tandis que l'on observait la régression graduelle de la grosse. Quelques jours plus tard, cette dernière n'était plus sensible.

22 jours après l'accouchement, la femme meurt d'infection putride ; à l'autopsie, on ne trouve plus qu'une petite tumeur de la grosseur d'une noix, à l'angle de l'utérus, et une autre plus petite un peu plus bas.

Une observation de mon Maître, M. le professeur Grynfeltt, rapportée dans la thèse de Pujol, est encore plus probante.

OBSERVATION IV
(Grynfeltt, thèse de Pujol (1), juillet 1896, Montpellier.)

« Il y a quelques cinq ou six ans, un de mes collègues de la Faculté de médecine me fit appeler en toute hâte auprès de Mme X..., la femme d'un de nos collègues qu'il venait d'accoucher au forceps, et qui avait une hémorragie de la délivrance assez abondante pour lui inspirer des craintes. Quand j'arrivai, mon collègue, venait de faire très judicieusement la délivrance artifi-

_____

(1) Pujol. — Thèse de Montpellier, 1896.

cielle ; mais il n'avait extrait le placenta que par lambeaux ; et il craignait d'avoir laissé quelques cotylédons placentaires, qu'il accusait d'entretenir l'hémorragie.

»A mon tour, j'introduisis ma main bien aseptisée dans l'utérus, et je ne reconnus aucun reliquat tangible du placenta ; mais je trouvai en bas, en arrière, et un peu à droite, dans l'épaisseur même de la paroi utérine, une tumeur du volume d'un petit œuf de poule, de consistance dure, fibreuse, qui ne faisait pas de saillie bien notable dans la cavité, et qui ne pouvait être prise pour un cotylédon placentaire. C'était, sans nul doute, un petit fibrome interstitiel.

Grand lavage chaud, prolongé et antiseptique de l'utérus. Alcool à l'intérieur. Cessation de l'hémorragie.

Quand tout fut terminé, je fis part à mes deux collègues de mon diagnostic, et j'émis l'opinion qu'il n'y avait qu'à attendre, en faisant une antisepsie rigoureuse, tout en surveillant le retour possible de la perte, auquel cas s'imposerait le tamponnement intra-utérin. Mais j'ajoutai que *la régression utérine me paraissait capable de résoudre ce petit fibrome.*

L'hémorragie ne se reproduisit plus ; la perte resta dans les limites ordinaires, les suites de couches furent absolument normales.

Après les premières règles, je revis Mme X...., son fibrome avait tellement diminué qu'il était à peine perceptible au toucher bi-manuel, très facile à pratiquer chez elle. Quelques mois après, je fis un autre examen, et je ne trouvai plus rien.

Nous croyons utile de rapprocher de cette observation de notre Maître une observation recueillie par nous dans son service ; observation dans laquelle on verra que le

fibrome disparaît quelquefois complètement et pour toujours.

OBSERVATION V

(Personnelle)

Une jeune femme de 28 ans, Germaine A..., primipare,
entre à la Clinique d'accouchement dans le courant du
mois de novembre 1897. Elle a, sur la face antérieure de
l'utérus et un peu à gauche de la ligne médiane, une
petite grosseur, qui est allée en augmentant au fur et à
mesure de l'âge de la grossesse.

Métrorragies antérieures. L'examen de la tumeur fait
reconnaître un fibrome du volume d'une petite mandarine.

Accouchement normal, le 4 décembre 1897.

Rien de particulier dans les suites de couches.

Le fibrome diminue peu à peu de volume ; le 12 décembre, il n'a plus que la grosseur d'une noix ; le 20, on peut
à peine le retrouver.

La femme sort le 22 décembre 1897.

Le 7 janvier 1899, elle revient se faire voir à la Clinique pour un nouvel accouchement. Elle est à la fin de son
huitième mois de grossesse.

Elle n'a plus senti la tumeur. Il nous est est impossible
d'en retrouver la trace, même par un palper minutieux et
facile chez elle.

A. Doran a publié 13 observations de régression de
fibro-myômes utérins après l'accouchement ; Bossi en
rapporte 14 dans lesquelles on voit la disparition des
tumeurs suivre de près la chute de la muqueuse utérine ;
mais, parmi ces dernières, il en est cinq qui sont pour
nous plus spécialement instructives. Elles mettent plus

particulièrement en lumière l'action curative obtenue par
la disparition de l'œuf et des caduques.

Bossi, en effet, pense que l'on peut provoquer la régression et même la disparition complète des fibro-myo-
mes par l'interruption artificielle de la grossesse. Il cite,
à l'appui de cette thèse, cinq observations dans lesquelles il a provoqué l'accouchement. Dans les quatre premiers
cas, il obtint un plein succès, les tumeurs diminuèrent
progressivement, puis disparurent sans laisser de traces.
Dans le cinquième cas seulement, il dut en arriver à la
laparotomie pour enlever la tumeur.

Toutes ces observations, mais surtout ces dernières,
montrent suffisamment, d'après nous, les effets que l'on
peut attendre et qu'on est en droit d'espérer de cette abrasion physiologique de la cavité utérine. Quant au mécanisme par lequel s'opère la rétrocession « il est dû, nous
dit Solarès, à une dégénérescence granulo-graisseuse tout
comme celle de l'utérus lui-même ».

Cette dégénérescence graisseuse a été constatée tout ré-
cemment encore par Bossi, sur un fibrome compliquant
une grossesse au huitième mois.

L'examen microscopique permettait de reconnaître des
fibres cellules musculaires contenant des corpuscules
graisseux en petite quantité, c'était un premier stade.
D'autres fibres plus avancées étaient presque complètement pleines, et elles disparaissaient détruites par les
corpuscules adipeux disposés en série.

Cornil (1), enfin a, lui aussi, observé la dégénérescence
de certaines fibres et l'atrophie de certaines autres.

« Ici, comme dans l'utérus puerpéral, on trouve dans le

(1) Cornil.— *Altérations anatomiques des myômes pendant la grossesse. (Bullet. de l'Acad. de Médecine, 7 février 1893).*

champ de la préparation de grosses fibres dans lesquelles se sont déposées de fines granulations graisseuses.
Ces granulations, emportées par le torrent circulatoire
laisseront la fibre atrophiée. Ou bien les globules blancs
migrateurs jouant le rôle de véritables phagocytes, se
chargeront des débris des granulations protéiques et
graisseuses des fibres musculaires privées de vie et ces
dernières disparaîtront. »

CHAPITRE III

ABRASION PHYSIOLOGIQUE ET ABRASION THÉRAPEUTIQUE. — DU CURETTAGE DANS LES FIBROMES ; HISTORIQUE ; SON ACTION RÉELLE ; MANUEL OPÉRATOIRE.

On le voit par notre précédent chapitre, régression du fibrome, régression utérine, suivent pendant le post-partum une marche semblable et par des phénomènes identiques ; nous pourrions donc, d'ores et déjà, confondre les deux en une seule, et ne considérer que la régression du myomètre.

Or, il est une chose qui apparaît bien nette à nos yeux, c'est que pendant la grossesse, tandis que l'œuf se développe, nous assistons du côté de l'utérus à des phénomènes d'hypertrophie absolument parallèles du côté du muscle et du côté de la muqueuse. Le myomètre s'étend, augmente dans toutes ses dimensions, les fibres musculaires s'épaississent et leur nombre s'accroît ; il y a là une véritable pullulation de l'élément contractile. En même temps, et d'une façon toute pareille, la muqueuse utérine subit un accroissement, une hypertrophie de premier ordre. N'est-ce pas en effet celle-ci qui bourgeonne, retient l'œuf, l'enserre et le nourrit ? Et tandis que cette caduque directe se forme rapidement en un point, on peut voir, d'autre part, toute la muqueuse de l'organe s'épaissir et se boursoufler pour donner la caduque ovulaire. N'est-ce pas aussi, pour aller plus loin, cette muqueuse utérine qui dans sa portion inter-utéro-ovulaire va se différencier et subir des transformations considérables pour former le placenta maternel ?

Or de tous ces phénomènes que ressort-il clairement ? C'est que pendant le développement de la grossesse, si le muscle utérin s'hypertrophie, c'est à la muqueuse que revient le rôle capital.

Considérons, au contraire, la fin de la grossesse et les événements du post-partum. L'utérus s'est vidé de son contenu ovulaire, il a fait mieux, il a perdu une partie de sa caduque, sortie en même temps que l'œuf, et pendant les quelques jours qui suivent, le reste de la muqueuse va tomber en miettes, et sera rejeté dans les lochies. La muqueuse n'a plus rien à nourrir, son rôle est fini, elle tombe, et, parallèlement, le muscle utérin revient lentement sur lui-même dans une atrophie passive et consécutive.

Dans cette hypertrophie gravidique de l'utérus, dans son atrophie du post-partum, on le voit clairement, le rôle de la muqueuse est prépondérant. Si elle se développe pour nourrir l'œuf, elle entraîne de tels changements dans la nutrition de l'organe, que le muscle s'en ressent et subit aussi son hypertrophie. L'œuf étant chassé au contraire, la muqueuse, ayant terminé sa tâche, disparaît entraînant de nouveaux changements de nutrition dans l'organe, et le muscle qui en reçoit le contre-coup s'atrophie. Tels sont donc les phénomènes que nous rencontrons dans l'état puerpéral ; voyons si dans la fibromatose nous ne trouvons rien d'analogue. Cette question, pour paraître un peu bizarre au premier abord ne doit pas moins, nous semble-t-il, être résolue par l'affirmative après une étude approfondie.

Un fibrome se développe dans les parois d'un utérus, et tous les auteurs de nous dire que la muqueuse aussitôt devient fongueuse et bourgeonne à son tour. Nous n'irons pas jusqu'à dire évidemment que c'est l'hypertrophie de la muqueuse qui a précédé et déterminé la formation du fibrome. Mais contentons-nous seulement de constater pour l'instant l'intime liaison qui existe entre cette hypertrophie du myome et celle de la muqueuse. Si, par hasard sur ces entrefaites, survient une grossesse, tout l'utérus augmentera de volume, tous ses éléments s'accroîtront et parmi eux la muqueuse et le fibrome. Qu'arrive ensuite le post-partum, la muqueuse tombe, le muscle utérin s'atrophie et le fibrome lui-même subit la régression que nous pouvions déjà prévoir rien que par le simple raisonnement.

C'en est un analogue qui amena notre excellent maître, M. le professeur Grynfeltt, à penser que, dans la fibromatose utérine, l'abrasion mécanique de la muqueuse pourrait retentir sur la nutrition de l'organe et avoir un effet atrophique, comme la chute de la caduque amène avec elle l'atrophie de l'utérus et partant des myomes. Ainsi naquit l'idée du curettage comme moyen curatif et non plus palliatif dans le traitement de certaines formes de fibromatose utérine. On pourrait se demander comment agira ce curettage.

Rien ne nous paraît plus facile à expliquer. Qu'on se rappelle les nombreux procédés thérapeutiques employés par les auteurs, même anciens, dans le traitement de la fibromatose. C'étaient des cautérisations, des pointes de feu, des flammes de gaz ; c'est aujourd'hui de la galvanisation, des moyens hémostatiques agissant sur les vaisseaux nourriciers, c'est même la castration, tous procédés qui agissent en cherchant à modifier, dans sa profondeur, la nutrition de l'organe et du néoplasme. Sans parler ici de l'ablation des fibromes, qui est évidemment un traitement radical mais mutilateur, surtout quand il s'applique à la fibromatose généralisée, nous pourrions passer en revue tous les autres procédés et nous verrions qu'ils agissent tous par l'un des deux moyens suivants : révulsion ou action sur les vaisseaux. Tout cela dans le but d'altérer par un effet atrophique la nutrition utérine.

Or, c'est bien là, nous semble-t-il, l'action évidente du curettage. Quelle meilleure révulsion pourrait-on imaginer que celle qui s'exerce sur toute la surface interne de l'organe ; et nous dirons même mieux puisque la muqueuse est enlevée, c'est une action qui s'exerce sur toute la surface interne du muscle utérin et, par conséquent, immédiatement et sans intermédiaire sur la partie malade de l'organe, d'où supériorité incontestable du curettage sur toute action exercée seulement sur le col de l'utérus et sur celle des agents caustiques introduits dans la cavité de l'organe.

La muqueuse enlevée, un coup de fouet violent est imprimé à la nutrition du myomètre, celui-ci se réveille et sa nouvelle vitalité va faire un triage parmi ses éléments, détruire le néoplasme et reconstituer l'utérus sain, en même temps qu'une caduque toute neuve se reproduit dans sa cavité ; il y aurait même là un rapprochement à faire entre cette action du curettage et celle de l'accouchement, si nous acceptons dans leur intégrité les assertions de Helsch sur les régressions du post-partum.

Celui-ci ne dit-il pas, en effet, qu'après l'expulsion de l'œuf, *toutes les fibres musculaires existant alors* disparaissent et sont remplacées par des éléments jeunes, muscles de néoformation. C'est ainsi qu'après le curettage, s'expliquerait la disparition des éléments néoplasiques anciens remplacés par de jeunes éléments normaux.

Mais sans vouloir aller aussi loin, et en acceptant ce qui est généralement admis sur l'involution puerpérale, ne pouvons-nous pas établir un parallèle frappant entre la régression du post-partum et celle que nous observerons plus loin sous l'influence de la curette ? Et d'abord, les histologistes nous disent qu'il y a similitude entre la fibre du myome et la fibre de l'utérus gravide. Les anatomo-pathologistes affirment que c'est un même processus, la dégénérescence graisseuse, qui amène l'atrophie ou la disparition de l'une et de l'autre. Quoi d'étonnant dès lors à ce qu'un phénomène identique, la chute physiologique ou thérapeutique de la muqueuse, frappant l'un et l'autre de ces éléments dans sa nutrition, produise chez tous les deux des effets similaires ?

Sans doute, nous le verrons, tous les fibromes ne sont pas justiciables de ce traitement. Une condition est essentielle ; c'est que l'action de la curette puisse avoir un retentissement sur la nutrition du néoplasme. Voilà pourquoi nous avons indiqué dès notre chapitre premier à quelles classes de fibromatose nous comptons nous adresser. Voilà pourquoi, au chapitre de nos observations nous indiquerons les cas dans lesquels l'action du curettage doit trouver ses indications les plus nettes.

Ce qui nous est acquis par le raisonnement à l'heure actuelle, ce que nous devions démontrer, c'est la justesse d'expression de notre éminent maître: «Opposons, disait-il dans une de ses magistrales cliniques du samedi, à la gros-sesse fibreuse de Guyon, à l'utérus gravide à vide d'Au-vard, *un accouchement à vide* ». Un accouchement à vide, c'est-à-dire l'expulsion de cette muqueuse hypertro-phiée, quoique ne renfermant aucun contenu, quoique n'ayant aucun fœtus, aucun embryon à nourrir. Un accouchement à vide, c'est-à-dire la mise à nu du muscle utérin, c'est-à-dire la nécessité pour l'organe de se reconstituer une muqueuse nouvelle, et partant de donnera ses éléments nutritifs une destination, une direction nouvelles. Un accouchement à vide, c'est-à-dire le coup de fouet vers l'involution, le premier pas vers l'atrophie, le point de départ de la régression.

CURETTAGE

Le curettage, grâce auquel le gynécologue produira cet accouchement à vide, a été depuis longtemps préconisé dans le traitement des métrorrhagies symptomatiques des tumeurs fibreuses.

En 1876, Winckel (1) lance le premier ce mode de traitement d'une façon timide en recommandant d'y joindre l'injection au perchlorure de fer s'il y a hémorragie. Trois ans plus tard Gaillard Thomas (2), puis en 1886 Janvrin (3), Harisson, Wylie (4) reconnaissent au curettage un effet temporaire sur les hémorragies dues aux fibromes.

En 1888, Münde (5), Grandin (6), Coé (7) le considè-

---

(1) Vinckel Saml. — *Klin. Vort*, n° 98, Leipzig, p. 21.
(2) Gaillard Thomas.— *Traité clin. des mal. des fem.* Traduction Lutaud, 1879.
(3) Janvrin. — *Société obst. de New-York*, 6 novembre 1888.
(4) Wylie. — *Clin. obst. in the nature and treatement of uterus fibromata. (Arch. gyn.* Soc. Phil., 1889).
(5) Münde. — *Traité des fibrom. (New-York, med. Journal*, 1889.)
(6) Grandin. — *Soc. obs. New-York*, 6 novembre 1888.
(7) Coé. — *The use of the curette for the relief of hemorrhagie due to uterine fibroïds. New. med. Rec.* fév. 1888.

rent « comme un traitement palliatif » fort indiqué à l'approche de la ménopause.

Avec Baer(1), Wyder(2), Runge(3), Martin (4), le curettage fait de nouveaux adeptes. Mais jusqu'ici les auteurs n'accordent au curettage que la valeur d'un hémostatique temporaire, dont l'action s'affirme cependant de plus en plus et dont l'emploi se généralise et s'étend de Belgique en Amérique, en France, en Angleterre, en Allemagne. Léopold annonce le premier, en 1890, que le curettage, qu'il emploie volontiers dans les cas de fibromes interstitiels, peut donner, quand les tumeurs sont petites, des résultats définitifs.

Voilà dans l'historique de la question un point vraiment important au point de vue qui nous occupe. Pourquoi des résultats définitifs dans ces cas spéciaux ? L'auteur n'en a sans doute pas cherché la raison, les malades guéris lui échappant. Nous la trouvons dans la régression, dans la disparition des petites tumeurs interstitielles : *sublata causa, tollitur effectus*. Comment admettre, en effet, la guérison complète d'un symptôme quand la maladie qui l'engendre continue son évolution ?

Les hémorragies sont dues à la présence de fibromyomes. C'est à l'évolution de ces derniers qu'elles doivent leur existence. Après un curettage, malgré la persistance des fibromes, malgré leur accroissement graduel, ces

---

(1) Baer.— *The treatment of bleeding fibroid tumors of the uterus.* Med. News., 1889.

(2) Wyder.— *Die mucosa uteri bei Myomen. Arch. für gyn.*, 1886. — Bd. XXIV, p. 1.

(3) Runge.— *Zur Thérapie die uterus Myome. Arch. für gyn.* Bd. XXXIV, Berlin, 1889, p. 461 à 493.

(4) Martin. — *Traité des maladies des femmes*, trad. française de 1889.

hémorragies disparaîtraient tout à coup pour toujours ? Il
ne semble pas que cette disparition définitive, un peu
sans savoir pourquoi, satisfasse pleinement la raison. Et
cependant il y a des résultats définitifs nombreux, Walton
l'affirme à son tour :

« 1° La dilatation forcée combinée au curettage arrête
toujours l'hémorragie dans les cas de fibromes non atta-
quables par la voie vaginale ;

» 2° La suppression de l'hémorragie, des symptômes
de compression, l'absence de toute gêne, de tout désordre constitue une guérison clinique ;

» 3° Le résultat peut être obtenu en une seule opération et en une seule séance ».

Eh bien ! ces résultats définitifs, nous pensons, maintenant, qu'on est en mesure de les prévoir, en distinguant
les cas. On est en droit de les espérer, quand, au moyen
de la curette, on va par-delà la muqueuse malade atta-
quer la cause elle-même, porter le coup fatal au fibrome
interstitiel dissimulé dans l'épaisseur du muscle utérin.
Le néoplasme, frappé dans sa nutrition, s'atrophie et
meurt ; ses éléments subissent la fonte granulo-graisseuse,
disparaissent, emportés par le torrent circulatoire. Rien
d'étonnant, dès lors, à ce que les hémorragies qui signa-
laient sa présence disparaissent avec la tumeur.

Les récidives que certains auteurs reprochaient au traitement par la curette, nous ne les considérerons pas comme
les résultats capricieux d'une méthode tantôt avanta-
geuse, tantôt absolument inutile. Nous en trouverons la
raison dans la forme de fibromatose à laquelle notre traitement s'adressera ; pleins de confiance dans la fibromatose généralisée, nous ne serons que médiocrement surpris
par une rechute dans le fibrome pédiculé.

Cette involution du fibrome qu'aucun auteur ne veut

encore accorder au bienfait du curettage, plusieurs cependant ont été obligés de la noter dans leurs observations. Quelques-uns même en glissent un mot dans leurs conclusions. Chéron (1) obtient « la diminution des douleurs par diminution du volume de la tumeur ». Vidal Solarès (2), empruntant le mot de Wirchow (3), parle de la « condensation du fibroïde ». « Certains éléments, dit-il, peuvent être atteints de dégénérescence, de régression graisseuse, *comme l'utérus après l'accouchement* ; il y a alors diminution de volume de la tumeur ». Mlle Desmolières (4), résumant les diverses opinions des auteurs, indique que, d'après quelques-uns, « l'influence heureuse du traitement s'étend même à l'évolution de la tumeur ». Nous trouverons encore dans les conclusions de la thèse de Cuellar : « Cette méthode de traitement (le curettage) paraît avoir également une influence sur la diminution de la tumeur ».

Voilà tout ce que nous avons pu trouver dans la littérature des fibromes, ayant trait à l'involution de ces derniers après le curettage. Nous devons dire cependant que le fait ne nous a pas peu étonné.

En outre de la raison que nous donnions plus haut, suppression des hémorragies et persistance du fibrome (suppression du symptôme et persistance de la cause, la maladie) qui aurait dû, ce semble, attirer l'attention des auteurs sur la disparition possible de la tumeur, nous avons rencontré, dans un très grand nombre d'observa-

(1) Chéron. — *Des maladies des femmes. (Revue Médico-chirurgicale,* mai 1890.)
(2) Vidal Solarès. — *Loc. cit.*
(3) Wirchow. — *Loc. cit.*
(4) Mlle Desmolières. — Thèse de Paris, 1895.

tions, l'indice certain d'une involution que ces auteurs semblent s'obstiner à ne pas voir.

Bien souvent, en effet, nous trouvons des phrases dont je citerai quelques types : « La tumeur semble avoir diminué de volume ». Dans les cas où la malade présentait des phénomènes quelquefois graves de compression des nerfs ou des vaisseaux du bassin : « tous les symptômes de compression ont disparu » ; plus loin : « la tumeur n'occasionne plus aucune gêne » ou encore : « la femme ne sent plus de lourdeur dans le bassin ». « La malade va très bien, et depuis.... la tumeur ne donne lieu à aucun trouble.... aucun désordre. »

D'autres observations sont encore plus probantes ; il s'agit de femmes à utérus fibromateux, remontant quelquefois jusqu'à cinq travers de doigt au-dessus de la symphyse et nous trouvons dans les suites de l'opération : « La malade est revenue nous voir, elle ne sent plus sa tumeur et croit à sa disparition complète ».

N'est-ce pas à la régression due au curettage que l'on doit attribuer tous ces heureux résultats ? Car, enfin, nous reprenons notre argument de tout à l'heure : pourquoi la disparition des sensations de gêne, des douleurs, pourquoi l'absence de tout désordre, de tout trouble fonctionnel, pourquoi la suppression des phénomènes de compression, si la tumeur est restée et si le curettage n'a pas eu d'action sur sa masse, n'a pas diminué son volume ?

Il nous semble donc qu'à ne considérer que l'heureuse influence du curettage sur les formes hémorragiques des fibromes, on serait autorisé à lui attribuer le plus souvent une action plus complète que ne l'ont jusqu'ici signalé les auteurs. Ce n'est pas seulement une action palliative, et l'on ne doit pas considérer l'emploi de la curette comme un vulgaire hémostatique. Ses effets sont, d'après nous, bien plus profonds. Ce n'est pas seulement un arrêt dans l'évolution de la tumeur, que l'on doit attendre, mais bien une fonte et une disparition graduelle de celle-ci. On avait déjà signalé le curettage comme un obstacle dans la marche en avant du fibrome. Nos observations nous donneront le droit, au chapitre suivant, de le considérer comme un ennemi plus redoutable encore pour le néoplasme ; il donne à ce dernier le signal de la retraite, il est le point de départ d'un travail régressif, d'une involution quelquefois si complète, qu'il ne reste trace des éléments fibromateux.

Nous devons dire un mot du manuel opératoire, quoiqu'il ne présente rien de bien particulier.

Pendant les quelques jours qui précèdent le jour fixé pour l'opération, la malade sera soumise à une antisepsie sévère des voies génitales, lavages répétés, bains, injections vaginales chaudes au sublimé ou au permanganate.

Le jour choisi pour l'opération sera le troisième ou le quatrième après celui des dernières règles ; quarante-huit heures avant le curettage, une première tige de laminaire de moyen calibre sera introduite dans le col sous le bénéfice d'une rigoureuse asepsie. Vingt-quatre heures après, nouvelle tige plus épaisse.

Le jour de l'opération, cette tige est enlevée, la cavité utérine lavée à grande eau phéno-salylée à l'aide de l'irrigateur de Reverdin.

On abaisse alors l'utérus et on le fixe à l'aide de pinces tire-balles. Grâce à la dilatation obtenue par les laminaires des jours précédents, l'introduction de l'index est facile et l'on pratique le toucher intra-utérin avec un soin minutieux.

Ce toucher intra-utérin devra toujours être pratiqué ; il permettra de reconnaître l'épaississement des parois, la minceur exagérée d'une face ou d'un bord, et préviendra ainsi les plus graves accidents ; il indiquera les points sur lesquels le travail de néo-formation a été le plus intense; de là découlera l'énergie avec laquelle on devra manier la curette. Grâce à ce toucher on pourra reconnaître l'existence de polypes faciles à enlever, les aspérités, les ressauts de telle ou telle paroi ; et c'est seulement au prix d'un examen approfondi, minutieux, qu'un curettage vraiment consciencieux, vraiment complet, pourra être fait.

Le choix des instruments sera dicté par les difficultés que le relevé de la surface interne par le toucher intra-utérin fera prévoir. Curettes à tiges rigides pour les muqueuses épaisses sans ressauts, à tiges flexibles pour les surfaces irrégulières, larges pour les parois, étroites pour les bords et les angles de l'utérus.

Quand l'abrasion aussi complète que possible sera terminée, on touchera à deux ou trois reprises l'intérieur de la cavité utérine avec de l'ouate montée sur une pince et préalablement imbibée de teinture d'iode additionnée de 1/3 de créosote de hêtre, ou encore de chlorure de zinc au 1/10e.

Pendant cette seconde partie de l'opération, un aide aura le soin d'irriguer continuellement la cavité vaginale pour éviter les escarres de la muqueuse que l'emploi de l'iode ou du chlorure de zinc ne manquerait pas de produire.

On draine la cavité utérine soit avec un drain, soit plus simplement avec une mèche de gaze iodoformée ; pansement avec des tampons de gaze iodoformée dans le vagin; ouate à la vulve.

Le pansement est refait trois jours après. Mon maître,

M. Grynfeltt, a l'habitude de faire au bout de huit jours une première injection intra-utérine de teinture d'iode créosotée. Cette injection, suivie d'un pansement approprié, est répétée trois ou quatre fois à quelques jours d'intervalle.

Au bout de trois semaines, la malade se lève avec la recommandation de reprendre le décubitus dorsal et le repos absolu à l'arrivée des premières règles qui suivent.

Si le résultat obtenu était imparfait ou insuffisant, un second et même un troisième curettage pourrait avoir raison d'un cas jusqu'à eux rebelle. Le curettage en série a donné déjà de bons résultats aux cliniciens.

CHAPITRE IV

DES INDICATIONS FOURNIES PAR LES DIVERSES FORMES DE FIBROMATOSE. — XIII OBSERVATIONS DISCUTÉES. — RÉPONSE A QUELQUES CRITIQUES FAITES AU CURETTAGE.

Nous venons de voir, au chapitre précédent, que la chute de la muqueuse intervient dans le mécanisme de la régression, grâce aux modifications qu'elle entraîne dans les phénomènes de la nutrition utérine. Mais il découle de cette constatation même que les fibromes ne seront influencés, eux aussi, qu'autant qu'ils participeront à cette nutrition. Il est bien certain, en effet, que plus la vie sera commune entre les éléments normaux et les éléments néoplasiques, plus le fait des changements de nutrition aura chance d'être efficace entre ces derniers ; et voilà comment nous avons été amené, dans notre chapitre premier, à distinguer les divers cas de fibromatose, en les faisant entrer dans une classification qui pouvait, à première vue, paraître un peu fantaisiste. Pouvons-nous confondre, au point de vue du traitement qui nous occupe et des résultats qu'on est en droit d'espérer de son application, le gigantisme utérin et le fibrome encapsulé ? l'utérus en sac de noix et le fibrome pédiculé ? Il est évident que l'emploi de la curette, logique dans certaines de ces formes anatomo-pathologiques, puisera dans d'autres des contre-indications.

Dans la fibromatose généralisée (hypertrophie totale de Courty, gigantisme de Polaillon, grossesse fibreuse de Guyon), l'union des éléments morbides et du tissu sain est complète, intime. L'enchevêtrement et l'intrication des fibres sont des garanties de succès.

Dans le fibrome encapsulé qu'une zone de tissu cellulaire lâche isole du parenchyme utérin, dans le fibrome pédiculé qui vit en étranger dans la cavité abdominale, le curettage a bien des chances de rester infructueux, car c'est chez le voisin qu'il frappe.

Entre ces types extrêmes, s'échelonnent une série de cas intermédiaires sur lesquels le traitement par la curette aura une influence plus ou moins directe, plus ou moins heureuse. Nous nous efforcerons, dans ce chapitre, de faire entrer les quelques observations que nous avons pu recueillir dans la classification de notre chapitre premier.

D'abord l'infiltration en masse, infiltration myômateuse régulière, portant à la fois sur toutes les portions de l'organe gestateur sans y marquer de prédilection; premier groupe dans lequel, nous le verrons, le curettage tirera ses indications les plus nettes, son pronostic le plus favorable.

Les localisations multiples, qui font de l'utérus bosselé un véritable sac de noix, fourniront une deuxième forme de fibromatose diffuse, éminemment apte à régresser sous le coup de fouet imprimé par la curette à la nutrition utérine qu'elle partage.

Puis une troisième forme, dans laquelle les éléments néoplasiques, bien que disséminés dans tout l'organe, ont porté plus spécialement leur effort sur une région circonscrite, donnant naissance à un noyau fibromateux quelquefois considérable; gros utérus encore, porteur de fibrome interstitiel non encapsulé.

Mais nous savons que la fibromatose généralisée avec les divers types envisagés jusqu'à présent n'est pas seule justiciable du traitement par la curette.

Bien des fibromes développés sur un utérus sain se trouvent, en effet, dans les conditions que nous avons indiquées comme devant favoriser l'action thérapeutique du curettage, et si, grâce à leur capsule, beaucoup d'entre eux échappent à cette action, il s'en trouve néanmoins un assez grand nombre encore qui, bien qu'ayant déjà atteint un développement assez considérable, ne se sont pas creusé de lit et n'offrent pas à l'action favorable cette barrière celluleuse.

Dans le deuxième groupe, nous aurons d'abord le fibrome interstitiel, sur lequel nous agirons plus ou moins efficacement selon qu'il sera ou non encapsulé. Puis le fibrome sessile, fibrome parfois volumineux, et que nous aurons cependant l'espoir de voir entrer en régression, si ses connexions avec le tissu utérin sont larges, si ses anastomoses sont nombreuses.

Enfin le fibrome pédiculé ; mais ici, malgré les rares exceptions que nous pourrions citer, le curettage n'a plus d'effet constant ; nous avons, d'ailleurs, une observation qui témoigne hautement de notre impuissance dans ces derniers cas. (Deux fibromes sur un même utérus : l'un, interstitiel, régresse ; l'autre, pédiculé, n'est pas influencé). Conservateurs pour les premiers, nous n'abandonnerons qu'en désespoir de cause les derniers à la grande chirurgie abdominale, dont on connaît la mortalité considérable encore, en dépit de l'asepsie la plus rigoureuse.

PREMIER GROUPE

Fibromatose généralisée ; hypertrophie totale ; gigantisme utérin ; grossesse fibreuse

OBSERVATION PREMIÈRE

(Personnelle)

Recueillie dans le service et sous la direction de M. le professeur agrégé
Puech, suppléant M. le professeur Grynfeltt

Clinique obstétricale et gynécologique

Août 1898. — Mme X..., 50 ans, entre à la Clinique de gynécologie, le 30 juillet 1898, pour des pertes rouges.

Réglée à 15 ans.

Au début, les menstrues sont un peu irrégulières et très abondantes : 4 à 5 jours ; pas de pertes blanches.

Elle s'est mariée à 18 ans, a eu quatre enfants, dont trois sont morts. Le dernier accouchement a eu lieu il y a 24 ans.

Il y a quatre ans, la malade attend vainement ses règles durant deux mois, puis perte sanguine avec caillots, qui dure 10 jours.

Pendant trois mois pleins, absence de toute hémorragie ; l'écoulement sanguin reparaît pour devenir presque continu pendant près de sept mois. Trêve de cinq mois. Pendant l'année qui précède l'entrée de la malade à l'hôpital, pertes abondantes, irrégulières, intermittentes ; l'hémorragie devient permanente pendant les deux derniers mois.

Absence de toute hémorragie.

Pas d'odeur, pas de douleurs ; la malade, profondément anémiée et amaigrie, a cependant conservé un bon appétit jusqu'à ces derniers temps.

Miction normale, constipation habituelle.

Examen. — Le palper abdominal, non douloureux, ne permet pas de reconnaître de tumeur.

Au toucher, col très bas ; orifice externe ouvert permettant l'introduction de la phalangette ; utérus très mobile. Un peu en avant de la commissure gauche, petit noyau cicatriciel. Les culs-de-sac sont absolument libres, mais par le palper et le toucher combinés, on constate une augmentation notable du volume de l'utérus dont le fond dépasse de près de trois travers de doigt le bord supérieur de la symphyse pubienne. On ne voit de tumeur sur l'une ni sur l'autre face de l'organe.

Le toucher rectal pratiqué n'apprend rien de particulier.

Le cathétérisme utérin pratiqué à l'aide de l'hystéromètre n'offre pas de difficulté, la cavité utérine mesure 9 centimètres 1/2.

M. Puech porte le diagnostic de fibromatose généralisée. Il propose un curettage.

Le 4 août. — La malade est opérée, curettage consciencieux et énergique de la cavité utérine, introduction d'une mèche de gaze iodoformée de deux travers de doigt de largeur, sur 60 centimètres de longueur. Cette mèche est préalablement trempée dans de la glycérine créosotée.

Glycérine.	120 grammes
Créosote	10 —

Chaque deux ou trois jours ; on change la mèche ; lavage intra-utérin ; cautérisation au perchlorure de fer.

Le 11. — On enlève la mèche : dilatation avec les bougies d'Hégar ; lavage au Reverdin ; tamponnement vaginal. On constate une amélioration sensible dans l'état de la malade.

— 65 —

Le 16. — On enlève les tampons. Injection vaginale.

Le 17. — Injection intra-utérine au perchlorure de fer. Légère hydrorrhée consécutive.

Le 21. — Dernière injection.

Le 25. — Excat ; l'état général s'est considérablement amélioré ; la femme ne perd plus du tout ; M. Puech pratique la mensuration de la cavité utérine, qui ne donne plus que 7 cent. 1/4 à l'hystéromètre.

Le toucher bi-manuel permet de constater une diminution notable du volume de l'utérus, dont le fond a disparu derrière la symphyse.

OBSERVATION II

(Personnelle)

Recueillie dans le service et sous la direction de M. le professeur-agrégé Lapeyre, suppléant M. le professeur Forgue. M. Lapeyre a bien voulu nous fournir certains renseignements complémentaires.

Septembre 1898. — Mademoiselle J. R. X.., de Montpellier, célibataire, 45 ans, entre à l'Hôpital Suburbain dans le service de M. le professeur agrégé Lapeyre le 29 août 1898, pour des hémorragies utérines, alarmantes par leur abondance et leurs répétitions.

Rien de remarquable dans les antécédents héréditaires. Son père mort de congestion cérébrale; sa mère, de la poitrine (tuberculose, probablement.) Une sœur et un frère bien portants.

La malade, une femme grande, maigre, brune, a les traits tirés, le teint livide, l'aspect anxieux d'une bacillaire ou d'une néoplasique. Elle nous dit cependant avoir joui, jusqu'à il y a 4 ans, d'une parfaite santé, sauf une pleurésie, à 32 ans.

Réglée pour la première fois à 13 ans, sans trop de difficultés, l'histoire de ses menstrues n'offre rien de particulier pendant une longue période de 27 ans ; jamais de retard ni d'avance, aucune augmentation de durée ou d'abondance, aucune diminution non plus.

Brusquement, il y a 4 ans, perte considérable, qui ne dure pas moins de 5 mois, et, après un arrêt de 8 à 10 jours, reprend pendant un mois et demi. Le traitement médical (ergotine, hydrastis, hamamelis) reste sans effet ; le sang s'écoule toujours, soit liquide, soit sous forme de caillots. Vers la fin de cette période, la malade considérablement affaiblie est prise d'évanouissements et de crises. Sans raison apparente, les règles redeviennent normales pendant plus d'un an et demi.

En août 1897, hémorragie qui dure un mois ; en octobre, rien ; en novembre (à la suite d'une émotion) hémorragie plus courte, mais très abondante. L'année 1898 est marquée par des menstrues encore plus capricieuses; la malade passe le mois de janvier dans le sang ; février et mars, règles normales ; en avril, nouvelles hémorragies, les crises (hystérie?) reparaissent; en juin absence de règles, elles sont normales en juillet. Le mois d'août est marqué par un écoulement de 20 jours, remarquable par son abondance. C'est après la fin de cette période que la malade vient s'offrir à l'examen de M. le professeur-agrégé Lapeyre.

Maigreur considérable, pâleur extrême, anémie profonde. Pas de ballonnement abdominal. La palpation, très facile, n'est pas douloureuse ; elle ne révèle rien d'anormal dans les fosses iliaques, du côté des annexes de l'utérus; le fond de cet organe est accessible à la palpation un peu profonde, mais il est mobile et fuyant.

Tentative de toucher rendue infructueuse par l'impossibilité d'introduire complètement le doigt. La malade n'était pas déflorée, et, en arrière des parties génitales externes, parfaitement normales et saines, sans rougeur ni inflammation, sans urétrite ni bartholinite, on apercevait l'hymen intact, perforé seulement à son entrée par un orifice circulaire qui admettait seulement l'extrémité de l'index.

Pour pratiquer le toucher, M. Lapeyre se voit dans l'obligation de pratiquer une incision bilatérale de l'hymen, à un centimètre au-dessus de la fourchette; cette incision permet l'introduction du doigt d'abord, et, plus tard, du spéculum. Le vagin est normal, les culs-de-sac souples et dépressibles. Le col a sa situation normale, il est mobile dans tous les sens. On peut soulever l'utérus avec une extrême facilité et sans provoquer la moindre douleur.

Comme le simple palper, l'exploration bi-manuelle montre que les annexes des deux côtés sont saines et indolores. Mais ce mode d'exploration attire l'attention sur le volume de l'utérus, qui paraît notablement augmenté. Cette augmentation s'adresse d'ailleurs à tous les diamètres de l'organe, qui s'est hypertrophié en totalité et régulièrement; car, même par le toucher rectal et en y apportant toute son attention minutieuse, M. Lapeyre ne peut trouver aucune saillie anormale sur les faces ou sur les bords utérins.

A l'aide des valves : muqueuse vaginale saine ; coloration normale ; les lèvres du museau de tanche ne sont pas augmentées de volume ; son orifice est punctiforme et obstrué par un petit caillot noir. Pris par les pinces tire-balle, l'utérus se laisse facilement abaisser jusqu'à la vulve. L'hystéromètre, introduit facilement jusqu'au fond de la cavité utérine sans rencontrer nulle part d'obstacle, permet de constater une augmentation notable de cette dernière, elle mesure 9 centimètres.

L'orifice interne est largement dilaté ; l'orifice externe,

qui, à l'inspection, paraissait punctiforme, se laisse dilater largement par la simple pression de l'instrument.

L'hystéromètre, promené à la surface de la muqueuse utérine, provoque une légère douleur vers le fond de l'organe ; mais nulle part il ne rencontre de saillies qui puissent faire penser à l'existence d'un corps fibreux si petit qu'il puisse être. Le palper abdominal d'une part, le toucher rectal d'autre part, sont pratiqués à nouveau, l'hystéromètre étant en place, et, grâce à ce mode d'exploration, on peut vérifier l'authenticité des renseignements fournis par les autres méthodes sur l'augmentation de volume de l'utérus ; l'épaisseur des parois comprises entre la tige de l'hystéromètre et le doigt explorateur est manifestement augmentée.

Il est à noter qu'aucune sécrétion anormale ne souille la vulve, le vagin, ni l'orifice cervical.

Diagnostic : fiibromatose utérine généralisée.

Le 1er septembre. — Curettage, sans tiges de laminaire. Il n'a pas été utile de recourir à la dilatation du col et de l'orifice interne, qui laissait passer sans difficulté le Reverdin et la curette. Injection intra-utérine, cautérisations au liquide de Battey, lavages au phéno-salyl ; on renouvelle le pansement tous les deux jours. Dix jours après, deuxième curettage, suivi des mêmes cautérisations, mêmes lavages et même pansements.

Le 3 octobre. — La femme a ses règles très légères.

Le 8. — L'utérus mesure 7 centimètres à l'hystéromètre. — Excat.

Nous revoyons la malade chez elle, le 24 janvier 1899. Elle nous dit avoir eu une absence de règles en novembre. Elles apparaissent en décembre avec un retard de 8 à 9 jours (le 11 décembre), durant 4 à 5 jours et paraissent normales comme quantité.

En janvier, nouveau retard ; le 17 janvier, pertes assez abondantes qui durent trois jours, puis, pendant trois autres jours, léger suintement. Pas d'hémorragies dans l'intervalle des règles, pas de pertes blanches. Nous pratiquons le toucher, auquel la malade veut bien se prêter. L'utérus a repris ses dimensions normales; il est mobile, indolore, inaccessible par le palper seul, et seulement atteint par la palpation profonde combinée au toucher.

La femme, quoique maigre et pâle encore, est bien remontée. Elle nous dit avoir retrouvé ses forces complètement et ne plus éprouver de fatigues après de longues journées de travail (pénible : elle est repasseuse).

Dans ces deux premières observations, l'infiltration néoplasique est absolument régulière ; et, malgré les plus minutieuses recherches de M. Puech pour la première, de M. Lapeyre pour la seconde, aucun noyau fibromyômateux ne peut être découvert.

Dans l'observation II, le toucher rectal, pratiqué pendant que l'hystéromètre se trouvait dans la cavité interne, a permis de se rendre compte de l'augmentation d'épaisseur des parois. C'était une sorte de toucher bi-manuel intra et extra-utérin, grâce auquel l'hypertrophie, considérable, d'ailleurs, était rendue plus apparente.

Dans l'observation I, la régression observée à l'hystéromètre a été de 9 et demi à 7 et quart, soit 2 cent. et quart. Mais nous devons faire observer, en outre, que la malade est sortie 21 jours seulement après son opération; il est permis de supposer que le travail d'involution s'est poursuivi après sa sortie ; c'est, en somme, un retour à la normale pour une femme qui a eu 4 enfants.

Dans l'observation II, réduction de deux centimètres encore de 9 à 7. La femme est vierge, mais sa haute sta-

ture permet de croire que sa cavité utérine, en rapport
avec sa taille, mesure normalement quelques millimètres
de plus que la moyenne des utérus de vierge, 6 cent. 3.

Nous avons le regret de ne pouvoir joindre aux observations de ce premier groupe un cas fort intéressant de
M. le professeur Forgue; les mensurations exactes n'ont
pas été prises.

Il s'agissait d'une malade envoyée par M. le docteur
Levère, il y a 4 ans.

Hémorragies épouvantables, la femme saignée à blanc
était prise de syncopes au moindre mouvement. Utérus
énorme remontant jusqu'à deux ou trois travers de doigt
de l'ombilic. Pas de fibromes localisés, cavité utérine de
16 à 18 centimètres.

Dans l'impossibilité de recourir à une intervention
plus radicale à cause de l'état général, un simple curettage est pratiqué. La femme se remet peu à peu; plus
d'hémorragies, la cavité utérine diminue peu à peu d'é-
tendue; le fond de l'organe, d'ailleurs, s'abaisse comme
dans les suites de couches. La femme est partie guérie et
sa santé s'est complètement rétablie.

DEUXIÈME GROUPE
**Fibromatose généralisée avec une série de petits noyaux.— Utérus
en sac de noix.**

OBSERVATION III
(Inédite)
Due à l'obligeance de mon maître, M. le professeur Grynfeltt

Avril 1896. — Madame X..., du Gard, 43 ans; 2 enfants,
le dernier 11 ans, pas d'autres grossesses; perd du sang
par les voies génitales, depuis plus de 6 mois, d'une
façon presque continue, — avec augmentation de la perte

aux époques correspondant aux règles, dont la durée est prolongée de plusieurs jours.

De tout temps, d'ailleurs, ses règles ont été abondantes. Sous l'influence de ces hémorragies répétées, sa constitution s'est profondément altérée, bien qu'elle n'ait pas sensiblement maigri. En effet, elle est plutôt grasse que maigre; mais il faut tenir compte d'un état de bouffissure générale, d'une sorte d'œdème, tenant à son anémie profonde. Son teint est pâle, cireux ; sa voix faible, sa respiration oppressée, son énergie d'autrefois à peu près disparue.

Température abaissée, pouls faible, dépressible, sans résistance. Les digestions sont pénibles, difficiles et, d'ailleurs, il y a inappétence à peu près absolue. Constipation opiniâtre. Depuis quelque temps, la malade ne peut quitter le lit.

Au palper abdominal, tumeur à l'hypogastre s'élevant à trois ou quatre travers de doigt au-dessus de la symphyse pubienne, absolument indolore, de forme arrondie, de consistance ferme, comme un utérus gravide de quatre mois ou quatre mois et demi.

Au toucher, le col occupe sa place habituelle, il est dur, avec toute sa longueur, sans aucune végétation à sa surface, il est légèrement entr'ouvert, et le segment inférieur de l'utérus est sensiblement augmenté d'étendue. La perte, qui n'est pas très abondante pour le moment, est absolument inodore, ou, tout au moins, ne présente pas la fétidité des écoulements sanieux provenant d'une néoplasie maligne.

Le diagnostic s'imposait : fibrome à évolution intra-utérine plus ou moins pédiculé ; cette dernière partie du diagnostic à vérifier par un examen interne plus complet après dilatation artificielle préalable du col. Pour le

moment, irrigations vaginales chaudes, 45°, plusieurs
fois répétées dans la journée, de deux ou trois litres, l'eau
préalablement bouillie et additionnée, par litre, d'une cuil-
lerée à café de phénosalyl; potion avec :

Ergotine Bonjean . . . .   2 grammes.
Teinture de cannelle . . .   2   —
Sirop digitale   10   —
Véhicule 125   —

à prendre par cuillerées toutes les trois heures.

Et dans l'intervalle : grogs, lait, bouillon additionné
de jus de viande. Un lavement glycériné très chaud.

Deux ou trois jours après je pénètre avec le cathéter
utérin à plus de 10 centimètres, presque 11, nulle difficulté
d'introduction de l'instrument, qui se porte tout naturelle-
ment à gauche d'une façon très manifeste, mais qui
ne se meut pas très librement dans la cavité utérine. Je
vois là la confirmation de mon diagnostic. Il y a un
fibrome à droite, bien que je ne puisse pas nettement le
circonscrire avec mon cathéter. Continuation des moyens
thérapeutiques ci-dessus indiqués, en insistant sur l'ali-
mentation et donnant en plus, deux fois par jour, quelques
gouttes de teinture de noix vomique et de perchlorure de
fer. J'estime qu'il convient de remonter la malade avant
de l'exposer à l'hémorragie traumatique d'une intervention
intra-utérine libératoire.

Quelque quinze ou vingt jours après, quand fut passée
sans grande hémorragie, grâce aux précautions prises,
l'époque correspondant à la menstruation, je fis la dilatation du col à la laminaire. Une première tige, de volume
moyen, sous le bénéfice d'une bonne antisepsie, fut appli-
quée et remplacée le lendemain dans les mêmes conditions par une tige plus volumineuse qui devait me donner

une dilatation suffisante pour permettre le toucher digital intra-utérin après abaissement et fixation de l'organe avec une pince tire-balle.

Donc, au jour voulu, je me rendis avec l'état-major de la clinique (chef de clinique, interne, externe.....), rue Auguste-Comte, pour opérer ma cliente, pour la débarrasser de son fibrome par morcellement à travers le col dilaté et largement discisé. Je comptais surtout faire usage, dans l'espèce, de la grande pince coupante que j'ai fait construire à cet effet et qui m'a rendu, plusieurs fois, en pareil cas, de précieux services.

Tout étant prêt, la malade en position obstétricale et profondément chloroformisée, j'enlève la dernière tige de laminaire et je lave à grande eau phéno-salylée le vagin et la cavité utérine à l'aide de mon Reverdin. Puis, j'abaisse l'utérus et je pratique le toucher intra-utérin. Quel n'est pas mon étonnement ! Pas de tumeur dans la cavité utérine, quelques petites bosselures sur les parois, à droite plus particulièrement, mais pas de tumeur de volume un peu notable faisant saillie dans l'intérieur ; en revanche paroi considérablement épaissie, ce dont il est facile de juger par l'exploration bi-manuelle.

Je jugeai qu'un curettage énergique (il n'y avait pas à craindre dans l'espèce de perforer l'utérus), capable d'entamer les nodules fibromateux infiltrant les parois internes devenues elles-mêmes fibromateuses, pourrait non seulement mettre fin aux hémorragies par l'ablation de l'endométrisme plus ou moins végétant, mais encore pourrait favoriser l'élimination des nodules fibromateux plus ou moins complètement énucléés et imprimer au parenchyme utérin un mode de nutrition favorable à la régression de ces éléments musculaires à la fois hyperplasiés et hypertrophiés. La réduction de volume, que j'avais déjà plusieurs fois observée sur des utérus gros, volumineux, par suite de l'hyperplasie de leur tissu conjonctif interstitiel (métrite parenchymateuse) que j'avais curettés pour modifier l'état endométrique coexistant, m'autorisait, je le crois du moins, à agir de la sorte, dans le cas actuel. Je fis donc, suivant les règles, un curettage à fond, et touchai vivement, à 2 ou 3 reprises, coup sur coup, l'intérieur de la cavité utérine avec des tampons imbibés de teinture d'iode additionnée de 1|3 de créosote de hêtre. Puis, pansement habituel, tampon de gaze iodoformée dans le vagin.

La malade supporta très bien cette intervention peu méchante, qui n'eut aucune suite fâcheuse.

Après quelques jours, le pansement fut refait.

Au bout de huit jours, injections intra-utérines, suivant la technique ordinaire, de teinture d'iode créosotée et pansement approprié.

Cette injection fut répétée trois ou quatre fois, à quelques jours d'intervalle, sans jamais donner lieu à aucun accident.

Cessation des hémorragies et deux mois après, l'utérus n'est plus accessible au-dessus du pubis. Le cathéter ne pénètre qu'à huit centimètres à peine. Pendant tout ce temps, irrigations vaginales chaudes quotidiennes à l'eau salée, régime fortifiant, glycéro-phosphate de fer, quinquina, promenades en voiture, au grand air et au soleil.

Quand j'ai cessé de voir la malade, au mois de juillet, elle était tout à fait bien, ses règles ne duraient que trois ou quatre jours, sans trop d'abondance. Je ne sache pas qu'il lui soit arrivé malheur depuis.

Observation IV
(Inédite)
Due à l'obligeance de mon maître, M. le professeur Grynfeltt

Janvier 1897. — Mme X..., de Cazouls-les-Béziers, 35 ans ; un enfant ; toujours bien portante, à quelques migraines près ; de très forte complexion, tendant à l'obésité ; habituellement bien réglée, sans exagération ; a, depuis plusieurs mois, des règles d'une abondance excessive qui, dernièrement, ont été véritablement hémorragiques et se sont prolongées d'une époque jusqu'à la suivante. Leuchorée modérée dans l'intervalle des pertes sanguines. Douleurs de reins habituelles ; pesanteur hypogastrique ; envie fréquente d'uriner, mais pas de douleur en urinant ; constipation ; marche pénible, essoufflement ; irascibilité dans le caractère, pleurs faciles, grand apeurement, dans la crainte d'une maladie incurable.

À l'examen, l'utérus est gros, mais bien mobile, très peu sensible au toucher, sans lésions cervicales autres qu'une légère augmentation de volume de cette portion de l'organe. Orifice entr'ouvert occupé par un flocon de mucus épais, ensanglanté ; rien du côté des annexes.

Je diagnostique une métrite hémorragique et je propose un curettage, dont je fais ressortir la nécessité et qui est facilement accepté. Après les préparatifs d'usage je fais cette opération, et, à ma grande surprise, au cours de l'intervention je trouve un utérus notablement augmenté de volume avec épaississement considérable de ses parois, ce que me démontre fort bien l'exploration bi-manuelle, en même temps que la curette me fait nettement percevoir par ses ressauts l'existence de nodosités fibromateuses interstitielles.

En souvenir de ma malade du Gard, de l'année précédente, je fais un curettage à fond, suivi d'abord d'applications de teinture d'iode créosotée et puis d'injections intra-utérines de même composition.

Le traitement me donna les mêmes résultats que sur la malade à laquelle je viens de faire allusion.

Depuis, dans mon service d'hôpital, j'ai eu un succès analogue (voir observation VII).

OBSERVATION V

Fibromes multiples et endométrite. — Hémorragies. — Curettage et énucléation d'un petit fibrome gros comme une noisette. — Cessation des hémorragies.

(Communiquée par M. le docteur J. Chéron. Thèse de Batuaud) (1).

Mme P..., multipare, âgée de 30 ans, demande les soins de M. le docteur Chéron, en 1882.

Métrorrhagies depuis le dernier accouchement, qui remonte à 3 ans auparavant. Les règles sont devenues très abondantes et durent une dizaine de jours, puis, après quelques jours, survient une métrorrhagie qui dure 3 à 4 jours. Une semaine après les règles reviennent et ainsi de suite.

La malade est devenue très anémique et est presque condamnée à garder la chambre depuis un an.

Examen le 5 avril 1882: Utérus volumineux, dont le fond dépasse le pubis de quatre travers de doigt et qui est partout bosselé, bourré de petites tumeurs fibreuses

---

(1) Batuaud. — *Les hémorragies des tumeurs fibreuses et leur traitement par le curettage.* Thèse de Paris, 1890.

de petit volume. Hystérométrie : 12 centimètres. Curettage d'exploration : fongosités.

Les injections chaudes sont employées sans résultat ;
l'ergot de seigle est mal supporté par l'estomac et doit
être abandonné. M. Chéron propose le curettage.

Celui-ci est pratiqué le 6 mars 1882, avec la curette de
Sims, qui ramène de nombreuses fongosités. Pendant le
curettage, un petit fibrome de la grosseur d'une noisette
est énucléé par la curette. Injection intra-utérine d'acide
picrique, suivie d'une injection de perchlorure de fer.
Pansement glycéro-boriqué, sac de glace sur l'abdomen.
Lever au bout de 10 jours ; premières règles le 15 avril ;
elles sont abondantes pendant 3 jours, puis l'écoulement
devient peu abondant et dure encore 2 jours.

La malade est soumise aux intermittences rythmées du
courant continu pendant les mois de mai et de juin.

Au mois de juillet, la cavité utérine ne mesurait plus
que 9 centimètres ; le fond de l'utérus dépassait à peine
le pubis. La malade se sentait forte et faisait tous les jours
des promenades dans Paris sans voir revenir ses pertes.
Elle partit alors pour la campagne, où sa santé continua
à rester bonne.

Revue un an après, les hémorragies n'avaient pas
reparu. L'état général continuait à se montrer excellent.

La régression, dans cette deuxième forme de fibromatose généralisée (les utérus en sac de noix) est encore
très nette. Les observations III et V nous donnent une
diminution de 3 centimètres ; de 11 à 8 dans le cas de
M. Grynfeltt, de 12 à 9 dans celui de Batuaud. La seconde
observation, quoique ne donnant pas de mensurations
exactes, n'est pas moins probante pour qui connaît le
talent d'observation de mon savant Maître.

Mais ces observations ont encore pour nous un autre
intérêt ; elles répondent, en effet, victorieusement à quelques critiques que l'on avait faites au curettage appliqué
aux fibromes.

Schrœder(1), dans son *Traité sur les maladies des organes génitaux de la femme*, et, plus tard, Delbet (2), dans
son *Traité de chirurgie*, formulent cette objection: « Ce
» procédé est très efficace, malheureusement, il n'est pas
» sans danger, par suite des troubles apportés ainsi dans
» la nutrition de la tumeur, le myôme se gangrène rapi-
» dement et donne du pus aussitôt que des principes
» infectieux parviennent dans l'utérus. » Il y aurait donc,
comme le fait remarquer Mlle Desmollières, deux dangers à redouter : d'une part, la gangrène ; de l'autre, la
suppuration.

Pour la gangrène, disons tout de suite que l'on ne
l'observe pas en général. Elle ne se produit d'ordinaire
que dans les polypes sous-muqueux, qui ne prennent
contact avec la paroi utérine que par un pédicule grêle.
C'est une forme qui ne rentre pas dans notre cadre ; il est
de toute évidence qu'avec la plupart des chirurgiens, nous
croyons, dans ce cas là, plus simple de cueillir le fibrome.
Et, d'ailleurs, hâtons-nous d'ajouter que la perspective
d'une gangrène aseptique n'offrirait pour nous rien d'alar-
mant ; nous la considérerions, au contraire, comme un
mode de guérison.

Supposons, en effet, qu'au cours d'une opération par
trop énergique, un fibrome soit mis à nu sur une grande
partie de sa surface, que même la curette l'ait vigoureuse-
ment attaqué. Mis dans un état d'infériorité vitale, privé

(1) Schrœder. — *Mal. des org. génit. de la femme*, 1886.
(2) Delbet. — *Traité de chirurgie*, t. VIII, p. 460.

de la plus grande partie, peut-être de toute sa nutrition, le fibrome va se sphacéler.

Si l'on a soin de dilater largement le col de façon à ce que les débris gangrenés puissent s'éliminer facilement, si une antisepsie rigoureuse est pratiquée, avec de grands lavages intra-utérins, avec un drainage soigneux de la cavité utérine, le clinicien observera une fonte régulière des éléments néoplasiques, une disparition progressive de la tumeur ; et, quand ce travail de sphacèle aura pris fin, le fibrome aura disparu.

On nous reproche encore le danger de la suppuration. Nous devons reconnaître qu'on nous fait ici la partie vraiment belle. Nous ne comptons pas évidemment introduire des germes infectieux dans la cavité utérine ; c'est à l'opérateur à surveiller son asepsie et à la combiner, pour plus de sûreté, avec une antisepsie rigoureuse.

Mais, nous dira-t-on, vous opérez dans un milieu déjà infecté, vous n'avez pas à redouter seulement les germes apportés de l'extérieur, mais bien encore ceux qui occupent la cavité utérine avant l'opération ! Cette objection doit-elle nous arrêter ? Il nous semble, au contraire, qu'elle parle bien haut en faveur du curettage.

Quel est, en effet, le traitement de l'infection puerpérale ? Le curettage. Comment espère-t-on débarrasser l'utérus des germes qui menacent d'emporter la femme ? Par un raclage de la cavité utérine. Que conclure logiquement ? Plus le curettage sera consciencieux, énergique, plus l'abrasion de la muqueuse sera large, complète, moins le danger de la suppuration sera à redouter.

Enfin, quel danger y a-t-il à mettre à nu, comme on le reproche à un curettage trop énergique, un fibrome sous-muqueux ou interstitiel ? Tout le danger réside à voir la malade accoucher de son fibrome, ou bien même à rame-

ner avec la curette de petits noyaux énucléés, comme
dans le cas signalé par l'observation V. Le mécanisme
est bien simple ; un noyau fibromateux de volume plus
ou moins considérable est mis à nu sur une large surface par la curette, comme, d'autre part, la contraction
utérine est réveillée par l'action de l'instrument, le
fibrome s'énuclée, il est chassé de la paroi et sort, séance
tenante, à travers le col dilaté, s'il est petit (obs. V, une
noisette), ou bien, s'il est gros, donne lieu à un véritable
accouchement, comme dans cette observation de Walton.

OBSERVATION VI
(Walton) 1)

Métrorrhagies. — Dilatation forcée et curettage. — Expulsion, quelques
jours après, d'un fibro-myôme sous-muqueux. — Guérison des métrorrhagies.

Mme M..., âgée de 50 ans, cinq accouchements normaux, le dernier, il y a deux ans, souffre depuis deux
mois, et a des métrorrhagies continuelles. Au toucher
vaginal, on ne constate rien de particulier, col normal,
utérus mobile sans déplacement appréciable ; au spéculum, on trouve la lèvre antérieure du col ectropiée et
ulcérée. L'hystéromètre accuse huit centimètres.

Dilatation forcée et curettage, le 12 mai, hémorragie
abondante pendant cette dilatation, l'opération est vive-
ment terminée, injection intra-utérine et tamponnement
du vagin.

Le lendemain, les tampons sont enlevés, pas de douleur, pas d'hémorragies, les pansements sont continués
pendant quelques jours.

---

(1) Walton. — *Contribution à l'étude des fibromes.* — *Annales de
la Société de médecine de Gand,* 1889.

25 mai. — Cette femme m'avoue avoir, depuis quelques jours, éprouvé des douleurs rappelant vaguement les sensations qu'elle avait rencontrées lors de ses accouchements, et elle me montra un produit qui avait été expulsé à la suite d'une injection vaginale, le produit était tout simplement un débris de myôme intra-utérin qui me révéla la véritable cause de ces hémorragies.

Pratiquant le toucher vaginal, le doigt ramena un second débris. Appliquant le spéculum de Cusco, je vis, engagé dans la cavité cervicale, un troisième débris de la dimension d'un œuf de pigeon, qui fut enlevé. Est-il nécessaire d'ajouter que, dès lors, le traitement pouvait être considéré comme terminé ?

TROISIÈME GROUPE
Fibromatose généralisée avec localisation. — Fibrome intra-pariétal

OBSERVATION VII
(Inédite)
Recueillie à la Clinique obstét. et gynéc. par mon excellent ami, le docteur Guérin-Valmale, chef de Clinique

Avril 1898. — La nommée Rosa S..., 28 ans, mariée, entre dans le service de M. le professeur Grynfeltt, à la Clinique gynécologique ; envoyée du dépôt de police par M. le professeur-agrégé Brousse pour une hémorragie interne abondante que l'on croit liée à une affection fibromateuse de l'organe.

Dans ses ascendants, rien d'important à noter : un père rhumatisant, une sœur morte à 14 ans de tuberculose pulmonaire, sa mère et plusieurs frères et sœurs bien portants.

Elle a eu une fillette, qui mourut, à 11 mois, de convulsions. Elle même paraît avoir joui d'une bonne santé, elle signale cependant une dothiénentérie à 15 ans, et une grippe il y a deux ans. C'est à 12 ans qu'elle fut réglée pour la première fois et, depuis lors, très régulièrement tous les 28 jours. Elle avoue une grossesse, d'ailleurs absolument normale, qui se termina par un accouchement sans incidents il y a 3 ans et demi. Elle allaita son enfant, ses règles ne revinrent qu'après le sevrage. Mais elles parurent alors tous les 15 jours, pendant plusieurs mois.

Au mois d'août 97, commencent les premiers troubles dans ses fonctions génitales. Livrée depuis quelque temps aux excès génésiques d'une fille publique, elle constata qu'après ses règles, parues le 25 août, eut lieu une suspension durant les mois de septembre, octobre, novembre, décembre, janvier et février.

Brusquement, le 1er mars, se déclara une hémorragie qui dura 8 jours environ, et le 4 avril suivant, elle en eut une seconde d'une durée de 5 à 6 jours. Ces deux pertes furent d'une remarquable abondance, et c'est là ce qui motiva son envoi dans le service.

Le lendemain de son entrée, à la visite du matin, la femme est trouvée couchée en décubitus dorsal, qui lui est le moins pénible. La station et la marche ne lui sont cependant pas interdites, mais, depuis le début de sa dernière hémorragie elle garde le lit. C'est une femme d'aspect robuste et de taille moyenne, de teint brun et coloré, d'un tempérament nerveux à l'excès et présentant fréquemment de grandes crises d'hystérie.

Elle déclare souffrir depuis quelque temps de lourdeurs légères à l'hypogastre, la digestion est assez pénible, la constipation fréquente. A proprement parler, elle n'éprouve pas de douleurs dans la zone génitale. Mais elle paraît un peu inquiète de l'abondance des deux ménorrhagies qu'elle vient de subir et dont l'une dure encore. Quelques petites coliques de temps à autre quand elle expulse quelques caillots. Elle nous signale, en outre, ce qu'elle n'avait jamais eu autrefois, une leucorrhée légère dans l'intervalle des deux pertes sanguines. C'est à cela que se bornent les symptômes subjectifs.

A l'examen direct, le faciès, un peu congestionné, n'offre rien de bien spécial. Les seins sont ceux d'une femme qui eut jadis un enfant, l'abdomen paraît un peu gros, et attire aussitôt notre attention. A la palpation, on perçoit au-dessus du pubis et débordant en haut largement la symphyse, une tumeur régulière et dure qui occupe l'hypogastre, c'est l'utérus dont les dimensions rappellent celles d'une matrice gravide de 4 mois environ.

La douleur provoquée par cette exploration est insignifiante.

Pour lever tous les doutes, une auscultation méthodique est pratiquée, qui reste absolument muette. Au toucher vaginal, l'utérus à peu près médian au premier abord est, en réalité, déplacé en masse, très légèrement, à gauche. Le col est assez gros, de consistance normale, mais un peu abaissé, les culs-de-sac sont souples et libres, sauf le droit, qui nous semble partiellement occupé par quelque chose de dur adhérant à l'utérus. L'exploration bi-manuelle démontre que l'utérus est très gros, régulier de forme, avec cette restriction, cependant, que du côté droit, dans l'épaisseur du ligament large, et adhérant absolument à la matrice, on perçoit une tumeur dure et saillante de la grosseur d'une demi-mandarine. Elle se confond avec le bord droit de l'organe, au-dessous de la corne ; mais elle en est distinguée par un sillon superficiel.

Il est, d'ailleurs, impossible de lui reconnaître une

mobilité indépendante de la matrice; et, d'autre part, le volume considérable de l'utérus et son hypertrophie évidente pourraient, à un examen superficiel, laisser passer inaperçue la tumeur annexe.

L'examen au spéculum ne révèle rien. Mais le cathétérisme utérin, pratiqué avec la plus grande douceur par M. le professeur Grynfeltt et avec toute la circonspection et l'exactitude désirables, nous montre que la cavité utérine mesure 83 millimètres de haut.

Rien n'est noté de particulier dans l'examen des annexes, ni des organes voisins. On porte le diagnostic de fibromyomatose diffuse généralisée à tout l'organe avec noyau fibromyomateux, sur le bord droit; on décide de pratiquer un curettage destiné à amener la régression de l'utérus. Après asepsie convenable des voies génitales durant les jours précédents, une tige de laminaire est introduite dans le col, le 20 avril au matin, et soutenue par un pansement à la gaze iodoformée. Le lendemain, 21 avril, curettage par M. le professeur Grynfeltt. Étant donné le fond hystérique de la malade et son état d'éréthisme nerveux actuel, on fait l'anesthésie chloroformique; et sous son bénéfice un curettage soigné et à fond est pratiqué avec abrasion complète de la muqueuse jusqu'à perception bien nette du cri utérin sur tous les points. Cautérisations consécutives et immédiates de la surface cruentée avec deux tampons imbibés de glycérine créosotée, iodée par parties égales. Une fine mèche de gaze iodoformée draine la cavité utérine au travers du col et un tampon de gaze aussi sert de pansement.

Au cours de l'opération, on a pu nettement constater : 1° que l'utérus est bien en position et en antéflexion physiologique; 2° que sa cavité est régulièrement augmentée; 3° que sa muqueuse est hypertrophiée, surtout sur la face antérieure et les deux bords latéraux, où elle forme une véritable masse d'abondantes fongosités. Tout le jour, la femme présenta des vomissements bilieux et la nuit suivante fut troublée par une agitation extrême, du subdélire et des vomissements glaireux. Le pouls était à 88 et la température normale. Notons, d'ailleurs, en passant, qu'il n'y eut jamais d'élévation thermique.

Le lendemain 22, encore quelques vomissements muqueux. On ordonne de la glace sur le ventre et à l'intérieur avec de l'eau de seltz, le pouls est à 72 et le troisième jour, 23 avril, pensant que le tampon vaginal peut bien être la cause des troubles nerveux par acte réflexe on l'ôte, à la visite du matin et, dès lors, tous les phénomènes nerveux disparaissent. A partir de ce moment, la malade est très bien.

Le 26 avril 1898, ses règles paraissent, ayant donc une avance d'environ 8 jours, elles durent dix jours, mais bien moins fortes que précédemment et, d'ailleurs, très irrégulières pendant les derniers jours, paraissant un moment pour disparaître pendant plusieurs heures.

Le 8 mai, injection intra-utérine de teinture d'iode créosotée, comme il est d'usage dans le service pour les pansements après un curettage; mais, chose intéressante, la malade nous présenta, aussitôt après l'injection et pendant plusieurs heures, toute une série de phénomènes de péritonisme intense qui eussent été inquiétants si l'on n'eût connu sa névropathie. Le soir même, d'ailleurs, tout avait cessé. A l'hystéromètre, on notait 8 centimètres de longueur de la cavité utérine. 8 jours après, nouvelle injection intra-utérine sans aucun phénomène de péritonisme.

Le 26 mai, paraissent les règles qui durent 6 jours,

6

abondantes d'abord, elles cessent ensuite à deux reprises avant leur définitive terminaison.

Le 18 juin, nouvelles règles abondantes, 3 jours; et 2 jours, presque nulles. La femme n'éprouva aucune douleur. Il n'y avait aucun caillot.

Le 2 juillet, l'hystéromètre donne 7 centimètres 2 millimètres, la femme ne se plaint de rien.

Le 15, le cathétérisme utérin indique 68 millimètres de cavité.

Enfin, le 23, nouveau cathétérisme fait avec le plus grand soin par M. le professeur Grynfeltt, la tige ne pénètre que de 65 millimètres. La tumeur qui existait primitivement sur le bord droit de l'utérus a subi le processus involutif de l'organe et quoique encore perceptible au toucher, elle paraît avoir subi la même diminution progressive que la matrice tout entière. La femme sort du service dans les jours suivants.

OBSERVATION VIII

(Inédite)

Recueillie dans le service et sous la direction de M. le professeur Forgue, par mon ami le docteur Janbreau, chef de Clinique. — Gigantisme utérin, — Métrite hémorragique.

Novembre 1898. — Mme J. R..., de Marseillan, 44 ans, entre, le 3 novembre, à l'hôpital, pour hémorragies utérines.

Père mort d'apoplexie à 80 ans; mère en bonne santé; deux enfants très bien portants.

Petite vérole à 11 ans. La malade a été réglée à 13 ans; les pertes très régulières duraient quatre à cinq jours chaque mois. Mariage. Deux grossesses normales. Accouchement et délivrance normaux. Retour de couches, 6 semaines après chaque accouchement. La jeune mère nourrissait elle-même ses enfants ; durant l'allaitement de chacun d'eux (20 mois), elle a eu ses règles. Jamais de fausses couches, ni d'interruptions des mois.

Le 1er juin 1897 marque, pour la malade, le début de l'irrégularité menstruelle. Jusqu'à cette date, en effet, elle n'avait jamais eu ni métrorrhagies, ni ménorrhagies, ni pertes blanches. A partir du 1er juin, pertes continues qui durent pendant près de 2 mois. Ces premières pertes étaient constantes, mais peu abondantes ; pas de caillots, ni de douleurs. L'écoulement cesse spontanément dans les premiers jours d'août, pour reparaître 20 jours plus tard. A partir du 21 août jusqu'au 29 octobre, pertes abondantes ; pour la première fois, la malade constate la présence de caillots dans l'écoulement. Pas de douleurs lombaires ou abdominales, ni de douleurs irradiées dans les membres inférieurs. Affaiblissement notable de la santé générale à la suite de ces hémorragies. Eblouissements, tournements de tête, bourdonnements d'oreille.

Pas de constipation, pas de troubles digestifs ou urinaires.

Le 29 octobre, M. le professeur Forgue, consulté, conseille l'hôpital à sa malade, qui n'avait fait encore aucun traitement.

A son entrée, le 3 novembre, nous nous trouvons en présence d'une femme grasse et fortement charpentée, mais présentant malgré ce un état général médiocre. Elle est profondément anémiée par ces longues périodes d'hémorragies ; les joues sont flasques, le visage pâle, les muqueuses décolorées.

L'abdomen, légèrement bombé, rappelle celui d'une parturiante au quatrième mois de sa grossesse. Les parois sont souples. Vulve et vagin normaux.

Au toucher, l'utérus est abaissé dans l'excavation et le

doigt le rencontre à six centimètres de la vulve ; le col, très volumineux, largement fendu, n'est pas douloureux. La première phalange de l'index pénètre facilement à travers l'orifice externe béant. Les culs-de-sac sont souples, les annexes paraissent saines, l'utérus est mobile.

Au palper bi-manuel, l'utérus, basculé en avant, offre un volume triple du volume normal. On sent, à cinq centimètres environ du bord supérieur de la symphyse, le fond de l'organe, très volumineux, légèrement incliné à droite.

Ce palper bi-manuel, ne révèle point de noyaux fibreux prépondérants, faisant une saillie nette ; il permet d'apprécier cependant en dehors d'une hypertrophie totale de l'organe, un épaississement très marqué de son fond et de la paroi antérieure, au spéculum. — Col très hypertrophié, rouge ; lèvres tuméfiées avec léger ectropion de la muqueuse.

L'orifice externe est béant.

L'hystéromètre s'enfonce très facilement et dénote un allongement très marqué de la cavité utérine : dix-sept centimètres. L'exploration est indolore.

Diagnostic. — Corps fibreux interstitiels du fond et du corps utérin avec hypertrophie en masse des parois; dilatation considérable de la cavité utérine et endométrite fongueuse hémorragique.

Traitement. — Injections vaginales par lavage au lysol, répétées deux fois par jour.

Dilatation avec une tige de laminaire le 7 novembre.

Le 8 novembre. — Ether, curettage, pansement. Les pansements sont renouvelés tous les jours d'abord, puis, tous les deux jours. Ils sont précédés de lavages intra-utérins au lysol, très chauds (41° à 42°), et de cautérisations au chlorure de zinc, au Battey.

Le 7 décembre. — Léger écoulement de sang, qui correspond à l'époque des règles et dure trois jours.

Le 10 décembre. — Laminaire.

Le 15 décembre. — L'hystéromètre donne quatorze centimètres.

Le 20 décembre. — L'hystéromètre donne treize centimètres.

Le 26 décembre. — L'hystéromètre ne donne plus que douze centimètres et demi.

Exeat le 28 décembre. — La malade est déjà bien remontée comme état général. L'utérus est bien diminué de volume et son fond s'est considérablement abaissé.

Retournée chez elle, la malade a ses règles le 3 janvier, elles durent deux jours, pendant les sept jours qui suivent, léger suintement sanguin.

M. le professeur Forgue, revoit la malade le 19 janvier, elle se porte très bien et est enchantée.

OBSERVATION IX

Prise dans la thèse de Batuaud, *loc. cit.*

Fibrome hémorragique. — Dilatation. — Discision du col. — Curettage. — Cessation des hémorragies persistant encore au bout de 21 mois (*in* th. Cueller-Pichevin).

Mme L..., 45 ans, concierge, demeurant à Paris.

Antécédents héréditaires. — Père mort à 78 ans, d'une affection intestinale. Mère s'est toujours bien portée, morte d'une affection inconnue à l'âge de 60 ans.

Antécédents personnels. — Pas de maladies antérieures. Réglée à 15 ans, toujours régulièrement; pas de flueurs blanches; les règles n'étaient pas douloureuses, et d'abondance moyenne. Mariée à 19 ans, un an après, elle accouche d'une fille actuellement vivante. Depuis, ni grossesse, ni fausse couche.

Il y a dix ans environ, elle remarque que ses règles sont plus abondantes et durent plus longtemps. Peu à peu ces ménorrhagies augmentent considérablement, au point d'effrayer la malade. Cet état de choses dure trois ans, alors elle va consulter un médecin, qui lui ordonne du perchlorure de fer et lui conseille l'air de la mer.

Il y a six ans, à une époque qui ne correspondait pas à ses règles, elle a une perte de sang considérable accompagnée de douleurs expulsives de la matrice; elle fait appeler un médecin, qui croit à une fausse couche et l'envoie à la clinique d'accouchements, on lui donne de l'ergotine pour arrêter ses hémorragies. Quelques jours plus tard, on lui fait l'ablation d'un polype utérin. Elle y reste encore trois semaines et sort entièrement guérie.

Il y a trois ans et demi, elle remarque de nouveau que ses règles deviennent abondantes; elle a en plus des pertes blanches continuelles; les ménorrhagies deviennent de plus en plus considérables; elle suit plusieurs traitements sans résultat.

En 1888, on la traite par l'électricité, pendant quatre mois, également sans succès. La malade à ce moment est très faible et dans un état complet d'anémie; elle a quelques douleurs vagues dans l'hypogastre.

C'est à cette époque (fin 1888) qu'elle va voir M. Pichevin, qui fait le diagnostic de fibrome hémorragique et lui conseille le curettage.

Le 26 janvier 1889. — Tout à coup, perte de sang abondante qui dure jusqu'au 21 février environ: nombreux caillots, sang tantôt rouge, tantôt mélangé de sérosité. A cette époque ses pertes s'aggravent, il s'y joint des douleurs abdominales. Quelques jours plus tard, les hémorragies dominent considérablement et restent telles jusqu'au moment de l'opération.

L'examen est répété le 1er mars 1889; on trouve le col utérin de volume moyen ; corps très volumineux et dur ; antéversion.

A l'hystéromètre on trouve une cavité de 11 centimètres. Le corps de l'utérus dépasse le pubis de 4 à 5 travers de doigt ; les culs-de-sac latéraux et postérieurs sont libres.

2 mars. — Dilatation de l'utérus avec une tige de laminaire.

3. — Nouvelle tige.

4. — On retire la laminaire qui est très grosse, l'éponge entre facilement.

5. — Deux éponges, l'orifice utérin résiste.

6. — Section bilatérale du col. Le fibrome est interstitiel et ne fait pas de saillie dans la cavité utérine, ainsi que le démontre le toucher intra-utérin combiné au palper abdominal.

La malade n'est pas endormie ; on cure largement la cavité utérine : pas de fongosités ; pas de rétention placentaire, ainsi qu'aurait pu le faire croire l'hémorragie subite et considérable que la malade avait présentée auparavant. On termine l'opération en suturant au catgut les lèvres du col.

Les suites opératoires sont excellentes.

Fin mars. — L'utérus semble avoir diminué de volume; ni douleurs ni perte.

5 avril. — La malade ne souffre pas ; elle a quelques pertes blanches. Quant à l'utérus, il paraît encore avoir diminué de volume depuis le dernier examen ; toutefois il est encore gros comme le poing, très dur et en antéversion ; col tourné en arrière.

12 avril. — Elle va très bien, se trouve entièrement

guérie. Utérus gros, dépassant un peu la symphyse pubienne et légèrement incliné à droite.

3 mai. — Règles modérées pendant 6 jours ; la malade est très contente de son état, qui est aussi satisfaisant que possible.

L'utérus est toujours gros mais sensiblement diminué de volume.

Dans la suite la malade a été revue plusieurs fois ; elle ne veut pas même croire que sa tumeur existe encore et qu'il faut en surveiller l'évolution.

Janvier 1891 (21 mois après le curettage.) — M. Cuellar va voir la malade : « elle a engraissé beaucoup depuis l'opération, ses règles sont régulières, durent six jours et ne sont abondantes que les deux premiers jours ; dans ces derniers temps, légères pertes blanches ; quant au reste, sa santé est parfaite. »

OBSERVATION X

(Inédite)

Due à l'obligeance de M. le docteur X. — Opération de M. le professeur Forgue

Madame X.., 39 ans, rentière, mariée, est connue depuis longtemps de M. le docteur G. — Réglée sans rien d'anormal à 13 ans, elle s'est mariée à 18 ans. Peu après, première grossesse, qui ne présente rien d'anormal ; l'accouchement est laborieux et difficile. La délivrance, pour laquelle on est obligé d'intervenir, donne lieu à une très forte hémorragie.

Depuis lors la malade a toujours gardé un fond d'anémie combattu par les préparations ferrugineuses. Plusieurs autres grossesses ; mais toutes se terminent par des avortements du troisième au cinquième mois. Cha-

cune de ses fausses couches est suivie d'hémorragies
considérables.

Il y a 5 ans, dernier avortement au quatrième mois
avec pertes qui, depuis cette époque, deviennent à peu
près constantes pendant près de trois ans. La malade
perdait d'une façon régulière sans trop grande abondance, mais pendant 22 à 24 jours; après une rémis-
sion de sept à huit jours, les hémorragies reprenaient à
nouveau.

M. le docteur G... examine la malade ; l'utérus est
considérablement augmenté de volume, le col est gros,
l'orifice externe entr'ouvert. A travers le cul-de-sac vaginal droit, on sent le bord droit de l'organe fortement
épaissi, comme soulevé par une tumeur dure, du volume d'un œuf de pigeon. Cette tumeur était d'ailleurs développée dans l'épaisseur de la paroi, car on ne
pouvait la délimiter exactement, ni lui trouver une mobilité propre.

Au mois de novembre 1897, M. G... adressa sa malade
à M. le professeur Forgue, qui porte le diagnostic de
fibromatose généralisée avec localisation dans le bord
droit de l'utérus et endométrite fongueuse hypertrophique. La cavité utérine mesurait deux centimètres à l'hystéromètre. Le curettage, décidé, est pratiqué dans les premiers jours de novembre par M. Forgue. Il ramène
d'abondantes fongosités. Lavages au Reverdin (lysol à
41°), cautérisation (au chlorure de zinc, au Battey). Pansements. Le traitement (qui consiste en lavages, cautérisations, pansements) dure un mois; la malade retourne
chez elle au mois de décembre ; sa cavité utérine ne
mesure plus que 8 centimètres.

Le 3 février 1899, nous revoyons la malade, mais nous
ne pouvons pratiquer le toucher. D'après elle, il n'y a plus

trace de rien *(sic)*; ses règles, supprimées pendant les trois mois qui ont suivi son opération, sont, depuis lors, revenues très régulièrement tous les mois. A peine peut-elle mentionner, pendant cette période de deux ans, une perte irrégulière à la suite d'une violente émotion. Elle ne ressent d'ordinaire aucune douleur, aucune sensation de pesanteur dans le petit bassin, à peine quelques légères coliques quand ses menstrues vont reparaître. L'état général est excellent, la malade d'autrefois est, à l'heure actuelle, une personne pleine de forces, qui fait, sans aucune fatigue, de longues courses dans la campagne.

Observation XI
(Résumée)
Métrorrhagies dues à la présence de fibro-myômes utérins (Walton, *loc. cit.*)

Août 1888. — Julie C..., 32 ans, réglée pour la première fois à 15 ans; la menstruation est normale et régulière jusqu'à ces dernières années.

Depuis trois ans, ménorrhagies précédées et suivies de pertes blanches, puis augmentation de ces ménorrhagies et métrorrhagies.

Le traitement médical, des injections intra-utérines, ne donnent aucun résultat.

24 août. — Examen de la malade. Au palper abdominal, on sent une tumeur dure occupant une partie de l'abdomen. A l'examen combiné, vagino-abdominal, on constate que la matrice est très volumineuse et s'élève jusqu'à l'ombilic. A sa surface antérieure se trouve une tumeur dure, insensible, qui bombe dans le vagin et fait une forte saillie dans le ventre. Sous cette première tumeur, est implantée une seconde, plus petite, pédiculée, sous-péritonéale. L'hystéromètre accuse 12 centimètres.

Dilatation forcée et curettage avec l'aide de MM. les docteurs Hypernaux, Mertens, Vandenberg.

Soins consécutifs jusqu'au 12 septembre. A ce moment, le docteur Mertens constate l'affaissement du ventre et la diminution considérable de la tumeur. L'hystéromètre n'accuse plus, en ce moment, que 8 centimètres au lieu de 12, soit une diminution de 4 centimètres.

La malade est revue en 1890, les métrorrhagies n'ont pas reparu et l'état général est bon.

Dans les cinq observations qui forment ce troisième groupe, l'effet régressif du curettage appliqué à la fibromatose généralisée se confirme. L'hystéromètre vient, avec l'autorité et l'éloquence des chiffres, prouver à nouveau l'involution post-opératoire.

Dans l'observation VII, c'est une régression de 18 millimètres chez une femme publique de 28 ans ; l'utérus ne mesure plus que 65 millimètres à la sortie de l'hôpital.

Dans le cas d'hôpital de M. Forgue (obs. VIII), le fait est encore plus frappant de 17 à 13 centimètres.

Chez la malade opérée en ville (obs. X), l'éminent professeur observe une même réduction de 4 centim. de 12 à 8.

Dans l'observation XI, le gigantisme est très marqué, le fibrome très volumineux ; nouvelle réduction de 4 centimètres à l'hystéromètre, affaissement considérable du ventre.

Dans l'observation IX, empruntée à la thèse de Cuellar, la précision des mesures hystérométriques fait défaut; mais le fond de l'utérus, sensible à 4 à 5 travers de doigt au-dessus du pubis avant le curettage, arrive à peu près à son niveau après l'opération.

Un fait nouveau s'ajoute dans ces observations : non seulement l'utérus régresse en masse, mais les fibromes

dont il est porteur, imitant ceux qui compliquent une grossesse, suivent ce mouvement d'involution; les mensurations
exactes ne peuvent rendre compte de ce travail atrophique ;
il n'a pourtant, étant donné sa netteté, échappé à aucun des
observateurs sagaces auxquels nous devons les cas qui
précèdent.

QUATRIÈME GROUPE

Fibrome intra-pariétal largement anastomosé avec le tissu utérin

OBSERVATION XII

Communiquée par M. le docteur Péraire, dans la thèse de Mlle Desmolières,
Paris, 94-95.
Fibrome de la paroi antérieure de l'utérus. — Métrorrhagies.—Curettage.—
utérin. — Guérison.

Juillet 1888. — Mme M...., est âgée de 31 ans, réglée à
15 ans, facilement et sans douleur ; la durée des règles
était de huit jours. Depuis l'âge de 18 ans, leucorrhées
abondantes.

A 22 ans, fausse couche de deux mois et demi ; métrorrhagies pendant dix jours ; depuis cette époque, la malade
a été mal réglée, douleurs vives dans les reins et le bas
ventre au moment des règles.

Depuis l'âge de 26 ans, les règles durent quinze jours,
puis elles s'arrêtent ; dans l'intervalle, écoulements san-
guinolents.

26 juillet 1888. — Métrorrhagies abondantes en dehors
des règles et qui durent dix jours. La malade prétend que
cette hémorragie est en dehors de toute fausse couche. En
septembre 1888, ménorrhagies continuelles ; fin de janvier
1889, écoulement sanguin persistant et plus abondant
déterminant l'alitement de la malade pendant un mois ;
depuis cette époque, la malade a toujours perdu un liquide

rosé ; en mars, les métrorrhagies deviennent plus abondantes et inquiètent la malade, qui devient très anémiée, s'affaiblit et réclame une intervention refusée par son médecin. Nous la voyons le 25 mars 1889 ; elle est très pâle, les muqueuses sont décolorées, tout travail est devenu impossible ; les pertes sanguines utérines persistent avec assez d'abondance.

Nous ordonnons le repos au lit, des injections antiseptiques chaudes.

28 mars. — A l'examen, on constate que les lèvres du col sont saines, les culs-de-sac souples ; l'ovaire droit, douloureux, paraît un peu augmenté de volume : il en est de même de la trompe droite. Le cathétérisme utérin donne 8 centimètres à l'hystéromètre. L'utérus paraît augmenté de volume dans de notables proportions.

29 mars. — Dilatation avec une tige de laminaire.

30 mars. — Nouvelle tige, la dilatation est très bien supportée.

2 avril. — On place une éponge préparée dans l'utérus.

3 avril. — Nouvelle application d'éponge. Avant ces manipulations, la malade avait eu le vagin désinfecté avec une solution chaude de sublimé au 1/2000°.

4 avril. — Après anesthésie de la malade, on peut introduire facilement le doigt dans l'utérus, on constate qu'il existe un fibrome de la paroi antérieure de l'utérus, et on pratique le curettage complet de la cavité utérine. Peu de fongosités, très peu de sang au moment de l'opération ; l'intérieur de l'utérus est touché avec une solution de chlorure de zinc à 1/10. On place un gros drain dans l'intérieur de l'utérus, tampon iodoformé dans le vagin.

Le surlendemain, les tampons sont retirés, ils sont simplement souillés par un peu de sérosité.

8 avril. — Le drain est retiré et on ordonne des injections vaginales chaudes antiseptiques.

Les jours suivants, très bon état; plus d'hémorragies; depuis cette époque, la malade est en parfaite santé; l'ovaire droit est un peu douloureux, mais d'une façon insignifiante.

La malade a été vue à la fin de novembre 1890, elle a beaucoup engraissé, ses règles viennent régulièrement et durent de 4 à 6 jours.

La malade est revenue pendant les années 1892-1893, la guérison s'est maintenue. Il n'y a plus eu ni hémorragies, ni métrorrhagies. Le corps de l'utérus a repris son volume normal.

Nous aurions pu, ce semble, faire entrer cette observation dans le groupe de la fibromatose généralisée avec fibrome localisé; nous ne l'avons pas fait parce que la cavité utérine ne mesurait que 8 centimètres et que, d'autre part, il existait un fibrome très net de la paroi antérieure. Nous savons, en effet, qu'il y a toujours une légère augmentation de la cavité dans un utérus porteur de fibrome.

Après le curettage, ici comme plus haut, le fibrome revient sur lui-même; dans cette observation, la disparition paraît complète, il n'en est même plus question « l'utérus est normal ».

CINQUIÈME GROUPE

Fibrome pédiculé

OBSERVATION XIII

(Thèse de Batuaud)

(Communiquée par M. le docteur J. Chéron, médecin de Saint-Lazare.)

Fibromes multiples. — Hémorragies symptomatiques d'une endométrite concomitante, probablement suite de couches. — Curettage.— Electrisation. —
Cessation définitive des hémorragies. — Ménopause, neuf ans après.

Madame X..., d'Haïti, âgée de 32 ans, multipare, est
venue à Paris, en 1880, se faire soigner pour des métrorrhagies abondantes qui sont survenues depuis le dernier
accouchement datant de 1875.

Février 1880. — M. le docteur Chéron constata, chez
cette malade, l'existence de deux fibromes : l'un sous-péritonéal, du volume d'une mandarine, partant du fond de
l'utérus, l'autre interstitiel, du volume du poing, déve-
loppé dans la paroi antérieure de l'utérus. L'hystéromètre donnait une longueur de 10 centimètres et 1/2 et
montrait l'existence d'une muqueuse mollasse, hypertro-
phiée, saignant au contact de l'hystéromètre.

Après avoir soumis, pendant 2 mois, la malade aux
intermittences rythmées du courant continu, sans obtenir
la disparition des hémorragies, M. le docteur Chéron
pensa que la véritable cause des pertes de sang devait
être cherchée dans l'existence de fongosités utérines en
rapport avec une métrite, suite de couches, et proposa le
curettage, qui fut accepté après beaucoup d'hésitations.

Le 10 mai 1880, M. Chéron pratiqua le curettage de la
cavité utérine avec la curette de Récamier, qui ramena de
nombreuses fongosités. Injections intra-utérines au per-

chlorure de fer à 30°, après injection d'acide picrique. Pansement glycériné. Vessie de glace sur le ventre.

Les injections d'acide picrique sont renouvelées tous les deux jours.

Au bout de 8 jours, la vessie de glace est enlevée et la malade commence à se lever.

Retour des règles 5 semaines après le curettage, les règles ne durent que 6 jours et sont peu abondantes. La malade sort de chez elle aussitôt après.

On reprend alors les intermittences rythmées du courant continu (4 séances par semaine), et ce traitement est continué pendant 2 mois. Les règles restant normales, la malade avait repris des forces, la tumeur développée dans la paroi antérieure s'étant réduite au volume d'une mandarine, tandis que le fibrome sous-péritonéal restait stationnaire, M. Chéron permit à la malade de retourner dans son pays.

M. le docteur Reboul (d'Haïti) a pu donner, en 1890 (plus de 9 ans après le curettage), des nouvelles de Mme X... qui était sa cliente; les métrorrhagies n'ont pas reparu et la ménopause est survenue sans encombre, l'année dernière, à l'âge de 44 ans.

Cette dernière observation donne un exemple très net des résultats que l'on est en droit d'espérer du curettage. Porteur de deux fibromes, l'un interstitiel, l'autre pédiculé, l'utérus, après le curettage, verra ce dernier rester stationnaire, tandis que le premier subira la régression prévue.

Est-ce à dire que nous n'aurons jamais aucune action sur les fibromes pédiculés? Nous n'oserions l'affirmer. Dans des observations nombreuses, recueillies dans le seul but de connaitre les effets de la curette sur les hémorragies dues aux fibromes, nous avons souvent trouvé cette phrase, jetée incidemment pour terminer: « le fibrome semble avoir légèrement diminué de volume » ; plus souvent, il est vrai : « le fibrome n'a pas augmenté de volume »; mais, à titre tout à fait exceptionnel : « le fibrome ayant augmenté de volume a nécessité plus tard une intervention plus radicale.

Que conclure ? Que si l'action de la curette est insuffisante pour faire rétrocéder la tumeur, on peut cependant espérer qu'il est encore capable d'enrayer une marche en avant.

Nous devons, en terminant ce chapitre, attirer l'attention sur l'âge des femmes qui ont fait le sujet de nos observations. Nombre d'auteurs ont, en effet, dans de nombreuses publications, proclamé bien haut l'effet curatif de la ménopause dans les fibromes de la matrice. Certains même attribuent, pour ce fait, un certain avantage aux curettages pratiqués à son approche. Le curettage, parant au symptôme hémorrhagie, permettra, d'après eux, d'attendre, chez les femmes âgées, l'involution que la ménopause entraine à sa suite. Nous ne voudrions pas nier d'une façon absolue l'action régressive du retour d'âge, mais nous constaterons, cependant, la tendance actuelle des esprits les plus distingués à ne plus lui attribuer un rôle aussi prépondérant. D'aucuns prétendent même que, malgré la disparition des menstrues, les fibromes continuent très généralement leur évolution progressive. Quoi qu'il en soit, nous tenons à faire observer que cette involution de la ménopause n'a rien de commun avec celle que nous obtenons par le curettage. Toutes les femmes dont il est question dans nos observations ont continué à être réglées après l'opération et,

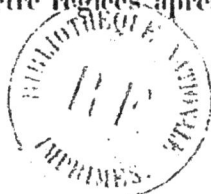

6

cependant, l'effet régressif a été nettement observé chez chacune d'elles.

D'ailleurs, l'âge de quelques-unes éloigne complètement l'idée hypothétique d'un travail atrophique précurseur de la ménopause.

Dans l'observation IV, la malade de M. le professeur Grynfeltt n'avait que 35 ans, celle du docteur Chéron (obs. V), 30 seulement ; Rosa S... (obs. VII), 28 ans ; Julie C... (obs. XI), 32 ans ; la malade du docteur Péraire est âgée de 31 ans (obs. XII) ; une autre malade du docteur Chéron a 32 ans (obs. XIII).

L'âge, on le voit, n'est pas une contre-indication au curettage, comme nombre d'auteurs l'avaient jusqu'ici répété ; et nous terminons en disant avec Walton (1) : c'est une opération « si inoffensive et souvent si utile que tout médecin consciencieux doit la proposer avant de tenter des opérations aussi redoutables que l'oophorectomie, la myotomie ou l'amputation supra-vaginale », auxquelles Runge (2), vu leur mortalité, conseille de ne recourir « qu'en dernier ressort, après avoir épuisé tous les autres modes de traitement ».

---

(1) Walton. — *Loc. cit.*

(2) Runge. — *Zur Therapie des Utérus Myomes. — Arch. für Gynœc.* XXXIV, 3.

CONCLUSIONS

1° Le curettage, employé dès longtemps comme méthode palliative dans les fibromes hémorragiques, peut être, dans certaines formes de fibromatose diffuse, élevé au rang d'un traitement vraiment curatif.

2° Cette action curative sera d'autant plus prononcée que l'union des éléments néoplasiques et du parenchyme utérin sera plus intime, comme dans les diverses formes de fribomatose généralisée.

3° L'abrasion thérapeutique de la cavité utérine peut être assimilée, en effet, à la chute de la muqueuse dans le post-partum ; c'est en provoquant, comme cette dernière, une fonte granulo-graisseuse des éléments hypertrophiés (ou néoplasiques) qu'elle amène la régression.

4° On n'est pas en droit d'espérer cette régression dans les gros fibromes pédiculés ou encapsulés, étrangers aux phénomènes de la nutrition intra-utérine.

5° Pour le manuel opératoire, il est depuis longtemps connu ; dilatation large du col, toucher intra-utérin pour se rendre compte de la résistance des parois, curette à tiges rigides, quand la surface interne est lisse, à tige flexible quand elle est irrégulière, mamelonnée. Ecouvillonnage de la cavité avec un liquide modificateur (Battey, teinture d'iode, créosote de hêtre). Mèche de gaze iodoformée pour drainer la cavité, tampon de gaze dans le vagin.

6° Après une bonne antisepsie, la gangrène ni la suppuration ne sont à redouter.

7° Le bénéfice de l'opération sera observé pendant toutes les périodes de la vie sexuelle de la femme, et l'âge ou l'éloignement de la ménopause ne sont pas des contre-indications opératoires.

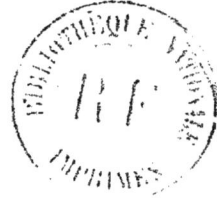

INDEX BIBLIOGRAPHIQUE

Aran. — Thèse de Paris, 1883.

Atlée (L.). — Traitement des fibromes, Philadelphie medic. Times.

Avrard. — De l'involution incomplète de l'utérus après la grossesse. Thèse de Paris, 1880.

Balin. — De l'altération des vaisseaux après l'accouchement. Archiv. für Gynœcol.

Batcaud. — Les hémorragies des tumeurs fibreuses et leur traitement par le curettage. Thèse de Paris, 1880.

Baylaud. — Sur les tumeurs fibreuses de l'utérus. Thèse de Paris, 1868.

Berlin. — Du curettage de l'utérus. Sa technique ; sa valeur. Thèse in-8°, Paris, 1891.

Baeu. — The treatment of bleeding fibroïd tumors of the uterus. Med. News., 1889.

Berneaudeau. — Des corps fibreux de l'utérus. Symptômes et traitement. Thèse in-4°, Paris, 1857.

Bonnet. — Nouvelles archives d'Obst. et de Gyn., 1892.

Bornée. — Etude sur les tumeurs fibreuses de l'utérus. Thèse de Paris in-4°, 1867.

Chassagny. — Régression de myôme. Lyon Médical, 1883. XLIV. 524-529.

Couty. — Traité pratique des maladies de l'utérus et de ses annexes, 3e édition, Paris, 1879.

Chenet. — De l'Involution utérine. Thèse de Paris, 1877.

Chéron. — Des maladies des femmes. Revue médico-chirurgicale, mai 1890.

Coe. — The use of the curette for the relief of hemorragie due to uterine fibroids. — New. med. Rec., 26 fév. 1888.

Cornil. — Altérations anatomiques des myômes pendant la grossesse. Bulletin de l'Académie de médecine, 7 fév. 1893.

Cuellar. — Du curettage de l'utérus dans les affections péri-utérines ; les fibromes et le cancer. Thèse de Paris, in-8°, 1891.

Condamin. — Gaz. hebd., 19 août 1893.

Dehergue. — Contribution à l'étude des corps fibreux de l'utérus. Thèse de Paris, 1868.

Delbet. — Traité de chirurgie, t. VIII.

Depaul. — Corps fibreux de l'utérus. Jour. des Sages-Femmes, 1875. t. III, p. 177.

— Fibromes utérins, ibid., 1880, t. VIII, p. 9.

Mlle Desmolières. — Thèse de Paris, 1895.

Drouault. — Essai sur les tumeurs fibreuses de l'utérus. Thèse de Paris, 1868.

Duchemin. — Quelques considérations sur les tumeurs fibroïdes de l'utérus, in-4°, Strasbourg, 1863.

De Tornery. — Quelques remarques à propos du curettage. France Médicale, Paris, 1888, t. II, p. 1362-1365.

Edis. — British. gyn. Journal, 1890, p. 365.

Eustache. — Des corps fibreux de l'utérus. Journal des Sciences médicales de Lille, 1881, t. III.

Finez. — Sur les tumeurs fibreuses de l'utérus, in-4°, Paris, 1830.

Gaillard-Thomas. — Traité clinique des maladies des femmes. Trad. Lutaud, 1879.

Gentilhomme. — Tumeurs fibreuses. Hémorragies répétées. Transfusion. Guérison. Revue médicale française et étrangère. Paris, 1868, t. II, p. 404-410.

Guyon. — Des tumeurs fibreuses de l'utérus. Concours, Paris, 1860.

— Etude sur les fibromes intra-pariétaux. Tribune Médicale, 1876.

Gripat. — Corps fibreux de l'utérus. Bulletin de la Société anatomique de Paris, 1873, XLVIII, p. 171.

Heitzmann. — Centralb. für Gynœk. 3ᵉ série, 1888.

Labbé. — De l'hypertrophie totale de l'utérus. Archives générales de Méd., 1885, 7ᵉ série, t. XV.

— Métrorrhagies et corps fibreux. Clinique chirurgicale de Paris, 1876, p. 413-472.

LAUWERS. — Pathologie et traitement des myômes de l'utérus. Bruxelles, 1890.

LECOMTE. — Thèse de Paris, 1890.

LE DENTU. — Des indications générales et des résultats du curettage utérin. Clinique chirurgicale, Paris, 1890-1891, p. 188-197.

LÉOPOLD. — Arch. für Gyn. 1890. Bd. XXXVIII, hft. 1.

LEGUEU. — Traité de Gynécologie.

LISFRANC. — Cons. sur tumeurs fibreuses utérines. Diagnostic, traitement. Bulletin général thérap. etc., Paris, 1843, XXIV.

LOVIOT. — Quelques observations de curettage appliquées à l'obstétrique. Arch. tocol. et gyn. Paris, 1892, XIX.

MARTIN. — Traité des maladies des femmes. Traduction française de 1889.

— Arch. für Gynækologie, 1890.

MESLAY et HVENNE. — Dégénérescence et infiltration d'un fibrome.

MONTAZ. — A propos du curettage de l'utérus. Dauphiné Médical, Grenoble, 1889, XIII, p. 153-158.

PICHEVIN. — Du curage de l'utérus. Gazette des Hôpitaux. Paris. 1890, XIII, p. 373-382.

— Médecine moderne, 9 juin 1892.

POZZI. — Traité de Gynécologie.

PUJOL. — Thèse de Montpellier, 1896.

PUJOT. — D'un emploi nouveau de la curette, Paris, XXXIV. p. 5-8.

QUEIREL. — Curettage de l'utérus. Archives de Tocologie, Paris, 1890, XVII, p. 840-845.

RAPIN. — Du raclage ou curettage de l'utérus. Revue médicale de la Suisse, Rome-Genève, 1888, VIII, p. 491-498.

REPELIN. — Thèse de Lyon, 1893.

ROUFFART. — Curettage de l'utérus. Gazette gynéc., Paris, 1893, p. 237-267.

ROUSSI. — Des corps fibreux de l'utérus et de leur excision, Paris, 1833.

RICHELET. — Curettage de l'utérus. Annales de gyn. et d'obst., Paris, 1893, p. 537-548.

RUNGE. — Zur therapie die uterus myome. Arch. für gynæk. Bd. XXXIV, Berlin, 1889, p. 464-493.

SCHRŒDER. — Maladie des organes génitaux de la femme, 2e édition française de 1890.

Sévastopulo. — Des hystéromes, etc. Thèse de Paris, 1875.

Terrillon. — Leçons sur les fibromes utérins, Paris, 1889, p. 360 à 379.

— Hémorragies utérines et leur traitement. Bulletin général de thérapeutique, 1890, t. 119, p. 49.

— Raclage de l'utérus. Bulletin général de thérapeutique. Paris, 1885, CIX, p. 193-203.

Terrier. — De la dilatation de l'utérus pour arrêter les hémorragies, etc. Jour. de médecine et de chirurgie pratiques, 1890.

Tarnier et Chantreuil. — Accouchements.

Ulvinian. — Des myômes utérins au début.

Vergne — Du curettage de l'utérus. Actualités médic., Paris, 1890, II, p. 173 à 177.

Vidal-Solanès. — Contribution à l'étude des tumeurs fibreuses de l'utérus au point de vue traitement et diagnostic. Thèse de Paris, 1879.

Angel Villa. — Thérapeutique comparée des fibromes utérins. Nouvelles archives d'obstét. et de gynéc., 1888, XXXIV. 3.

Vulpian. — Appareil vaso-moteur, 1875, t. II, p. 530.

Walton. — Des dangers des fortes cautérisations intra-utérines. Comm. à la Société belge de gynéc., Bruxelles, 1890.

— Contribution à l'étude des fibromes. Annales de la Société de médecine de Gand, 1889.

— Considérations sur la muqueuse utérine, Gand, 1887.

Winckel. — Ueber myome des utérus, etc. Sammlung Klin Vortrage. Leipzig, 1876, n° 98.

Th. Wyder. — Beitrage zur normal und pathol. histol. der mench uter. Arch. für Gynœk. Bd. XIII, p. 1, 1878.

— Die mucosa uteri Bei Myomen. Archiv. für Gyn. 1886. Bd. XXIV, p. 1.

Wylie. — Clinical observations on the nature and treatment of uterine fibromato. Ann. gyn. soc. Phil., 1889, p. 117 à 138.

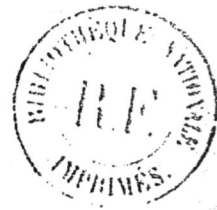